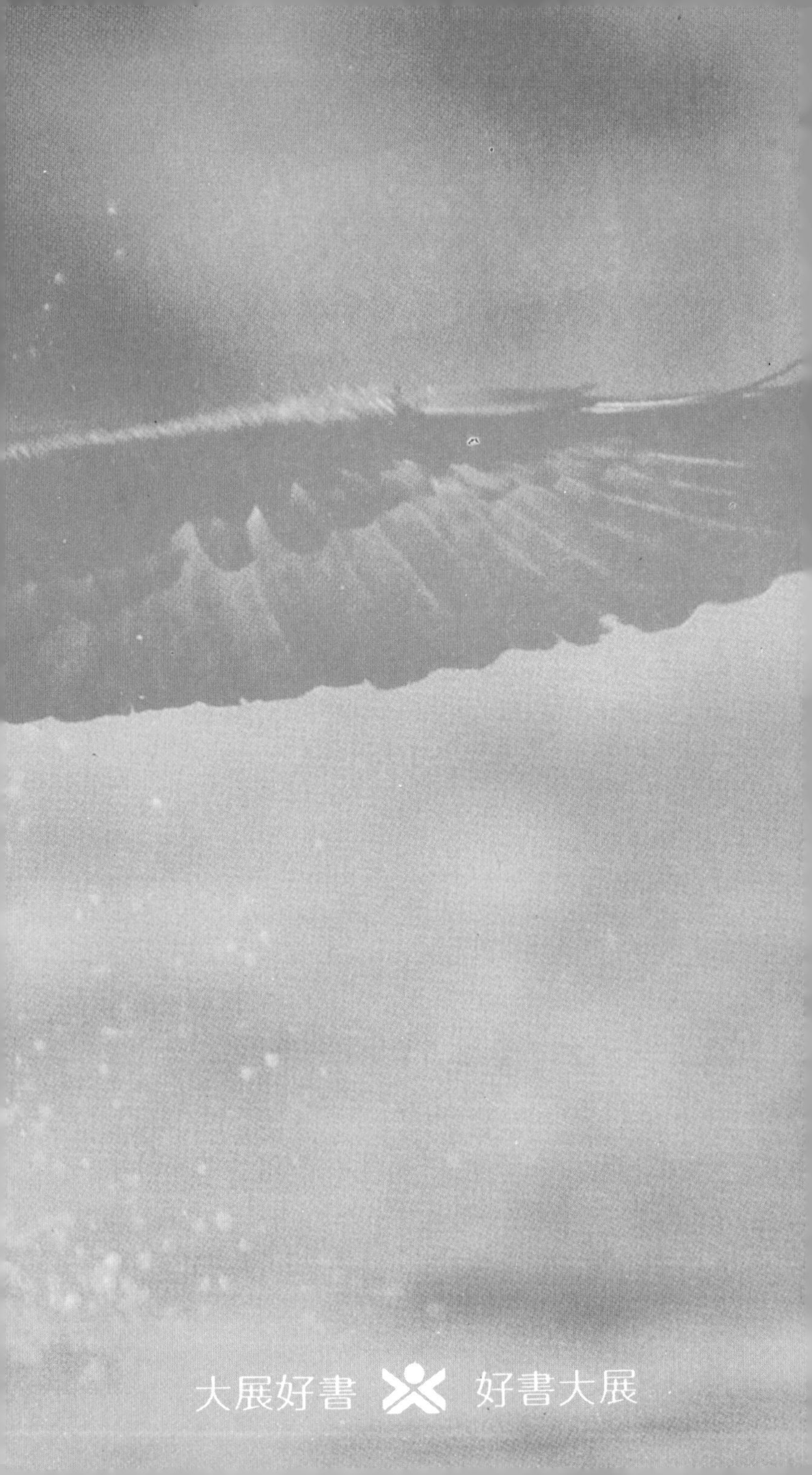
大展好書 好書大展

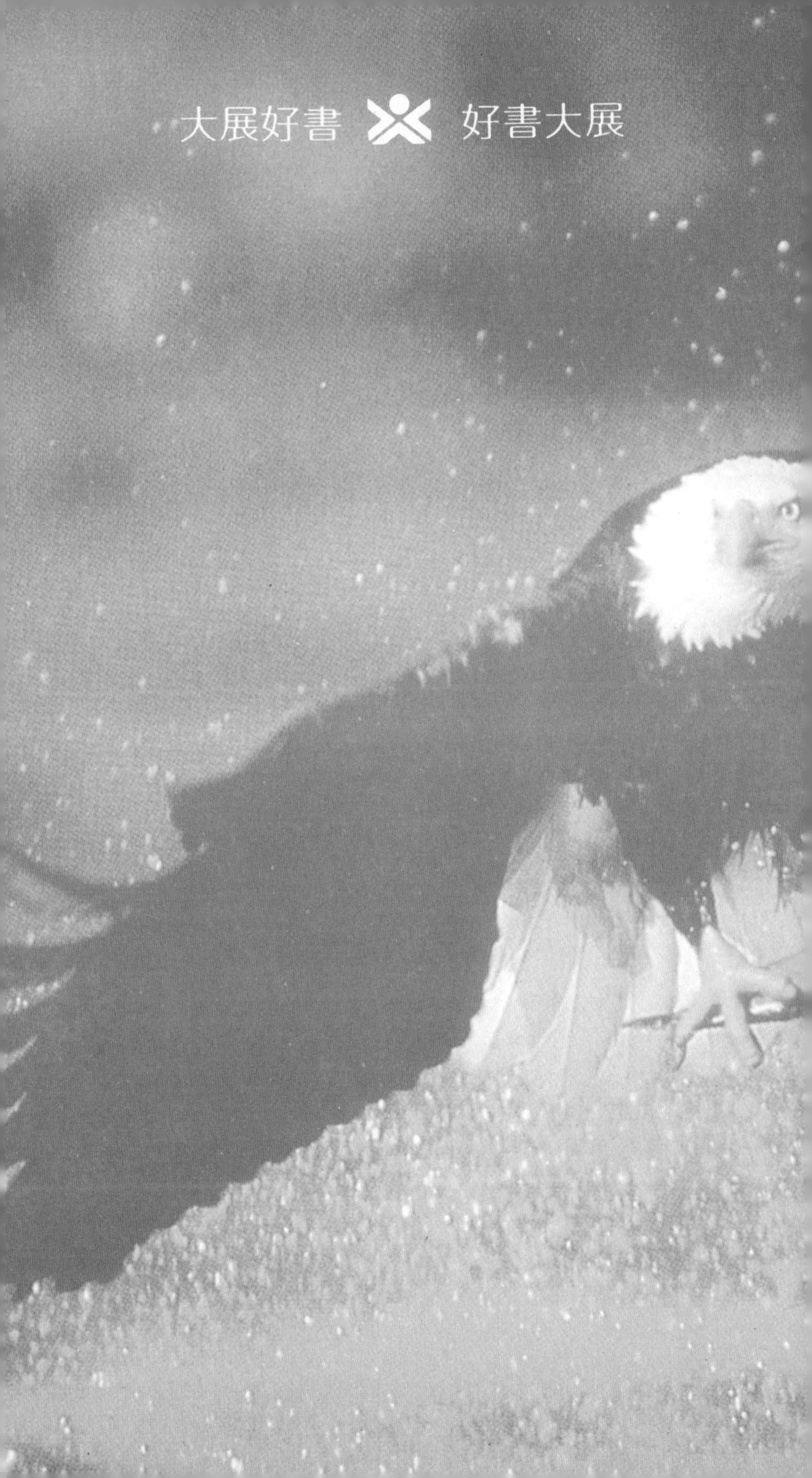
大展好書 好書大展

治癒C型肝炎

熊田博光／著
沈永嘉／譯

69
健康天地

序　言

近年來，病原毒性慢性肝炎的治療法有顯著地進步。

以前，一旦提到慢性肝炎，一般人便會直覺認為：「那是纏綿一生的不治之症。」但到如今，無論患者或其家人都可充滿希望地活下去了，再無絕望的必要。因為無論B型肝炎或C型肝炎都已有充分治好的辦法了。

例如，B型慢性肝炎以由我開發的類固醇脫離療法為首，諸如干擾素療法，Glycgrrhizine製劑療法等，幾乎都有治癒的可能，另外，屬於主要感染途徑的母子感染，也隨著血清的開發及普及化，使其預防法更上一層。由於新生兒的感染遽減，已經開拓未來撲滅B型肝炎的展望。

另一方面，C型肝炎也好不容易追究出病原體及濾過性病毒，抗體檢查開始實用化，從輸血等感染C型肝炎的狀況也已減少。此外又在治療方面，干擾素顯示莫大的效果，治療率逐步改善。縱使干擾素療法無效時，也可改採Glycgrrhizine製劑療法，以防病情惡化。

因為日本人的肝硬化或肝癌（原發性細胞癌），泰半認定是由B型肝炎或C型肝炎，尤其是C型肝炎所導致，成為重大病因。因此，C型肝炎的治療率之改善，預料將會對肝癌的罹患率有所貢獻。

只不過治療C型慢性肝炎所採取的干擾素療法，還不算確立完全的手法。因為最近被解明，隨著病原毒惡型的不同，在干擾素的效果上也會出現一大差異。此成為治療法的新問題。至於感染途徑也是議論紛紛。

由於我在虎門醫院消化器科處理過衆多的病例，關於干擾素治療法及感染途徑，有些獨自的見解，故於本書中儘量以淺顯易懂的方式解說。

醫學本來是為患者而存在，因此，也可說是醫學是為了人的幸福而存在，在此意義上，得自衆多病例的有效治療法，便應廣為周知，以利於治療及預防才是。因此凡是全國各地的醫師會或慢性肝炎研究者等團體，邀請我去演講時，在可能的範圍內，我都會儘量受邀，目的即在於此。至於撰寫本書，也是根據相同的理由。

眼前，我一面身為臨床醫師持續看診，一面不斷分析研究病例，期能確立更有效的治療法。同時也為更好的診斷，治療法之普及而到處從事演講活動。

這般忙碌的生活，老實說根本毫無時間再寫此類書籍，以致遲遲未能如期交稿，在此我特別感謝配合我執筆步驟的講談社編輯，有了他的配合，我才有機會從診療、研究的成果，簡單易懂地整理出本書。

另外，還感謝虎門醫院的醫療人員等同事，因為沒有他們的協助，不可能獲得龐大的數據資料及各種診療成果分析。

希望本書能帶給眾多人有所參考。

熊田博光

目錄

第五章　C型慢性肝炎的治療方法

第六章　肝炎患者應有的心態

第一章

何謂病毒

根本不會喝酒的我，為何得了肝炎？

聽到肝病或肝炎時，很多人會立刻聯想到酒。像日本人常見的肝炎，就是病毒肝炎，但因為酒與肝臟的關係印象特別強烈，所以，身邊沒有見過肝炎的人，一聽肝炎便會自然聯想到酒。

像某位女性患者，便是如此。

這位Y小姐，年紀大約二十三歲左右，是位上班族女性。她在就業前幾乎滴酒不沾，但後來開始到公司上班，應酬後，偶爾會應邀參與酒宴，這才發現酒量竟還不錯。從此以後，接觸酒的機會遂越來越多，包括和上司在一起的聚餐以及同事間的酒宴等。

Y小姐說，在她就職一年後，時常感到「身體有點累」，便從那時開始戒酒。

不久，在公司的健康檢查中，被指出其GOT、GPT值稍高，再經過半年被勸說進一步地詳細檢查，方才到我所服務的虎門醫院受診。她說來看病的當時，完全不喝酒。

Y小姐的GOT、GPT值皆超過二〇〇，但正常值GOT是在五～四〇、GPT是在〇～三五之間。Y小姐自以為她的肝臟出毛病一定是因為辦公室的飲酒應酬等所造成的，然而從Y小姐的血液中查出C型肝炎的抗體，發覺原來Y小姐是C型肝炎病毒（HCV）的帶菌者，這跟酒並無關係，只不過是在她開始喝酒的時期，其慢性肝炎偶然病發罷了。

不過，Y小姐並不了解真相，遂如此問我：

「我只是在剛工作的一年初偶爾喝酒，但為什麼現今不喝酒的我仍得了肝炎呢？」

我不是不了解她的疑問，但只能說那是認識不足罷了！

因為Y小姐的肝炎不是酒精性肝炎，而是C型肝炎，病毒性肝炎，這和喝酒基本上沒什麼關係。像Y小姐只不過剛好在偶爾喝酒的時期病發C型肝炎，之後在她戒酒後，仍無法克服C型肝炎病毒的活動。本來，一個帶菌者隨時病發，便一點也不足為奇。

不同於像Y小姐那樣的年輕女性的是，一位中年男性患者，他完全不喝酒，唯獨嗜吃甜食而已，因此他便誤認為巧克力就是他的肝炎病因，他說：

「光吃甜食，肝臟也會受到侵害嗎？」

他希望我認同他的想法，但那不盡然是準確的見解。因為只要體內有肝炎病毒，吃不吃巧克力都有可能病發。

前面這兩人都把肝炎和食品（飲料）等，聯想在一起，當然，若不是肝炎病毒的帶菌者，就有懷疑酒精性肝炎的可能，但此二人的情形明顯都是C型肝炎病毒的帶菌者，故不能說是由酒精及甜食所引起的病因。

我們知道B型肝炎病毒（HBV）的帶菌者，有相當多所謂的健康帶菌者，其肝炎完全不會病發。但罹患C型肝炎時，因為病毒（HCV）本身被發現的日子還甚淺，以現況而言，連帶菌者的實況也還未能充分掌握，只是一般預料，泰半的肝炎帶菌者，其肝炎會病發，因此，縱使現在沒有症狀，帶菌者本身也不能有所輕忽才是。

慢性肝炎幾乎沒有自覺症狀，一般人會發現自己是肝炎病毒帶菌者的過程，大致是像Y小姐那樣在公司的健康檢查中被指出轉氨基酶（GOT、GPT）等肝機能異常，而轉赴專科醫師處接受檢查，結果才發自己是帶菌者，此種情形的占大部分。即使沒有自覺病狀，但只要由專門醫師使用腹腔鏡直接以肉眼觀察肝臟或採取肝組織的一部分，做活體檢視（bio-psy）進行病理學的診斷，就能發現慢性肝炎早已在患者內部進行中。這時不再是無症候性帶菌者，而應自覺為如假包換的慢性肝炎患者。

因為C型肝炎的情況是，進行狀態越輕微，根治的可能性越高，所以早日開始治療才是最重要的。

肝炎也有各種類——病毒肝炎和其他的肝病

簡而言之，肝炎的種類甚多，不只是前述的病毒性而已，還包括酒精性、藥劑性、自我免疫性等各類，各種病因都可引起肝炎。

目前，觀察整個肝病，依其原因可作如下分類：

①**病毒性肝病**——這是A型、B型、C型、D型、E型的肝炎病毒所引起的感染。即感染其他病毒所罹患的肝障礙。所謂其他的病毒，例如，有EB病毒、胞質大病毒、單純息肉病毒等，其他還有許多的病毒種類。在臨床上為了確認病原病毒，除了肝炎病毒之外，還會檢查有無感染EB病毒、胞質大病毒、單純息肉病毒等。

病毒肝炎共有急性肝炎、慢性肝炎、劇症肝炎等，有時也會從慢性肝炎進展為肝硬化、肝癌等。

②酒精性肝障礙——此包含脂肪肝、肝纖維症、酒精性肝炎、肝硬化等。無論是哪一種，統統是長期及大量飲酒所造成。一般來說，每日喝清酒四公合以上，持續十年，得到肝硬化的病例甚多。而如果是脂肪肝或輕微的肝纖維症，單靠戒酒即可復原。可見酗酒所引起的酒精性肝障礙，在還未惡化為肝炎或肝硬化前，還是可以自力救濟。所以，靠自己努力克服飲酒的習慣，便是最好的辦法。萬一飲酒過度的原因是來自精神面的因素，便應找精神科醫師商談較為妥當。總之，為尋求病因的解除而仰賴協助者是有其必要的。

③藥劑性肝障礙——又分過敏性、中毒性兩種，雙方都是急性肝障礙。中毒性藥劑是大量服用藥劑（如自殺或誤飲事件）所引起的。而過敏性則是服用、注射不合體質的藥劑所引起的過敏性肝障礙，症狀很像是急性肝炎，也有時會劇症化。

④自我免疫性肝炎——慢性活動性肝炎的一種，又稱活動性慢性肝炎（lupoid）。在病發時，病況像急性病毒性肝炎，然很多時候，它也會慢性化，進展為肝硬化。其原因詳情不明，但一般認為是某種自我抗體以肝細胞為標地所引起的抗原體反應之結果，才得到肝炎。

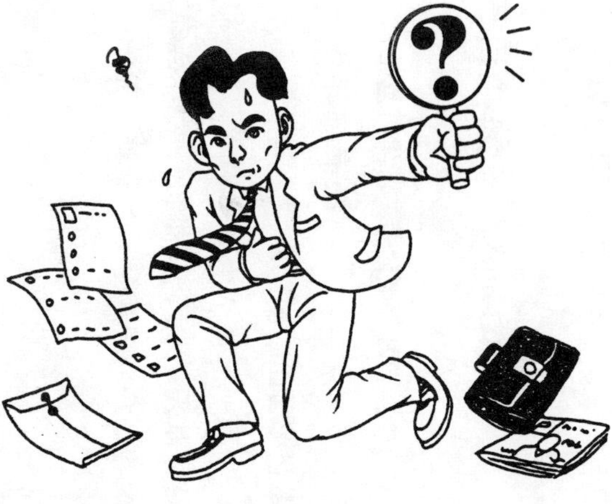

各種肝炎

又原發性膽汁性肝硬化也屬於自我免疫疾患之一。

也有研究報告顯示，自我免疫性肝炎的三〇～四〇%，是屬於C型肝炎病毒的帶菌者（HCVRNA陽性），那是說自我免疫性肝炎和C型慢性肝炎有一部分重疊。一般認為，C型慢性肝炎比B型慢性肝炎更會引起強烈的自我免疫反應。

⑤其他——肥胖起因的脂肪肝，代謝異常，肝臟沈澱銅的發現之威爾遜病，同樣是因代謝異常，沈澱附著鐵分的血色沈著病（hemochromatosis），還有與生俱來的膽道（把膽汁運至肝臟裡的通路）閉鎖之先天性膽道閉鎖症，以及棲息日本的吸血蟲起因之肝硬化等。

疾病。

其中，肥胖性的脂肪肝靠飲食，卡路里的限制，即可治好，至於其他的病症都是罕見的疾病。

本書因為中心主題鎖定在病毒性肝炎，尤其是C型肝炎，所以關於②③④⑤等症，除非有特別必要，否則不予提及。因為八成的肝病都是屬於病毒性，其中更有七五%為C型，二〇%為B型之故。

一般來說，肝炎就是肝細胞受到破壞，肝功能出現異常的病，假如失去肝功能，連帶生命的維持也顯困難。

但到底肝臟於人體內有何功能?重估以下它的基本角色，應有其價值。

重估肝臟——構造及功能

肝臟（圖1）在人體中是最大的內臟器官。成人有一・二～一・五公斤重。肝臟只有一個，但在形態上劃分左葉及右葉兩葉。在人類的情況中，右葉大於左葉，約占整體的三分之

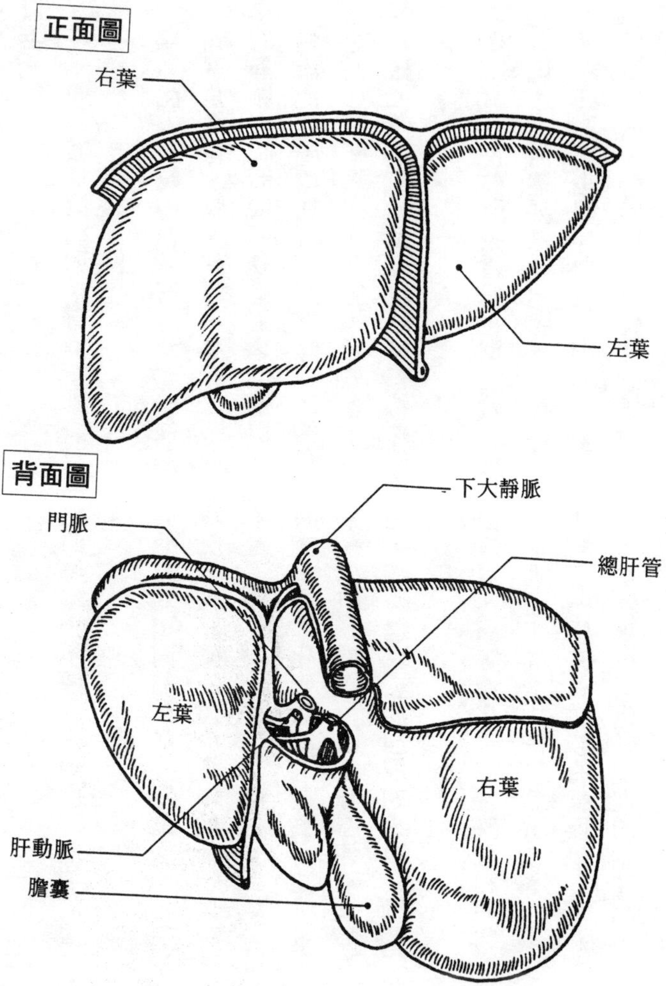

圖１　肝臟的構造

二以上。

在人體的其他臟器內，普通有動脈及靜脈的循環，不過在肝臟內，血液的流存就不一樣了。

雖然流入肝臟的血管有兩條，一條是同其他臟器相同的動脈（肝動脈），另一條則叫門脈，其實是從胃、腸、脾臟，胰臟流下來的靜脈。且肝臟的血流量中的七○%，都是從門脈進來的靜脈血。而從肝動脈進來的動脈血才不過三○%而已。

暢流門脈中的血液雖叫靜脈血，卻是含有充分在消化管吸收的營養分之血液。門脈和肝動脈是從肝臟下流入。在肝臟形成各支流，不久流向肝靜脈，由肝靜脈連下大靜脈，由此還流至心臟，像這樣，可以說肝臟有特殊的構造，特殊之處在於血液的入口有兩個，而出口只有一個。

僅肝臟所有的門脈這個特別血管，正是攝自胃、腸等消化管的營養分和異物，最後在肝臟化學處理，所需要的輸送道。肝臟內部為了處理含在血液中的營養分及異物，縱橫掠過血液，又在肝臟裡也貯存血液。因此，如果說肝臟是一個充滿血液的臟器也不為過。

另一方面，肝臟內也有特殊的排泄構造，凡在肝臟裡經化學處理的副產品，其多餘的成分（膽紅素或膽固醇），連同膽汁向膽管排出，膽管也縱橫掠過肝臟內。

雖然肝臟有好幾種的細胞，但九成以上是肝細胞，肝細胞的細胞周期約四〇〇日。在肝臟的構造上之組織單位稱「肝小葉」，它是肝細胞的集團，在肝臟全體裡，肝小葉約有一〇萬個以上。肝小葉是多角柱的立體，外表呈現剖面，直徑為一～二毫米的多角形。

由剖面看肝小葉的內部構造，首先中心有靜脈，稱「中心靜脈」，以此靜脈為中心，有放射狀配列的肝細胞一列，鳥瞰其中一列形狀像多數的肝細胞，一面連成一排，另一面向周遭分枝為一般的形狀。改從側面觀察，此細胞的行列很像縱向接連的板塊般之構造。此肝細胞所列稱「肝細胞索」。

在肝小葉的周遭部，有一叫做「肝纖維囊」的部位（gissonitis）。這是門脈分枝，肝動脈分枝，膽管分枝聚集的部位，又稱肝小葉的「門脈域」。由於它的剖面形狀，也有時稱格力孫氏三角（glissonian），此格力孫氏三角，每個肝小葉都有四個左右。從格力孫氏三角朝向中心靜脈。網格狀掠過血液。血液在迷宮般的肝細胞行列間左右逢迎般地掠過。為了加大跟肝細胞的接觸面積，才囊狀擴大。此血流稱竇狀血流（sinusoid）。

在竇狀血流的壁分佈値總稱竇壁細胞的細胞，其中之一叫作「庫帕細胞（Cooper'scell）」。一般認為它是固著在肝臟的巨噬細胞（macrophage）（大食細胞）。另有同樣所謂的巨噬細胞，就是名副其實吃掉異物破壞它的免疫功能細胞。還有同樣固著在肝臟的NK細胞（開口細胞）。NK細胞是自然殺手（Natural Killer）細胞的略稱。它也發揮防禦身體的機能，會破壞異物或癌細胞。此外，又有稱作「伊東細胞」的脂肪貯藏細胞，伊東細胞含有豐富的維他命A，在其四周觀察出膠原纖維。

那麽，如此構造的肝臟，到底有何功能？

(1)代謝（合成）機能

首先，該列舉的是「代謝機能」。肝臟會代謝三大營養素的糖、脂肪及蛋白。

ⓐ糖代謝

從消化管（只從小腸）吸收的單糖類（葡萄糖等）會通過門脈運至肝臟，到了肝臟經化學處理，成為身體能源消費。

但一部分的單糖類卻在肝臟內被改成糖原（多糖類）貯存。一旦血糖降低（血中的葡萄糖減少），貯藏的糖原再度改為葡萄糖，釋放於血中。肝臟便是如此調節血糖量。

又肝臟時而從糖類合成核酸，時而從氨基酸合成脂肪酸、糖類。

ⓑ脂肪代謝

多餘的糖類、氨基酸被改為脂肪，送至皮下組織的貯藏組織。因此，食用甜食過多會發胖，原因即在於此。一旦能源減少，皮下脂肪等被運至肝臟，在肝臟分解為能源。

其他，肝臟又合成及分解膽固醇或蛋白等脂質。可見在結構上，大半的體內膽固醇在肝臟製造，再把多餘的膽固醇向膽汁排泄，由肝臟調節血中的膽固醇量。

所謂的膽固醇是指廣義的脂肪（脂質），一旦膽固醇的血中量不足，便易引起貧血，若過多，則會沈澱於動脈內部，此即動脈硬化的原因。又膽固醇已成脂蛋白的構成成分，但脂蛋白也擔任把合成於肝臟的脂質運至體內各組織的任務。另外，膽固醇也成為副腎皮質荷爾蒙（類固醇）或膽汁酸的原料。

ⓒ蛋白質、氨基酸代謝

含於食物中的蛋白質，不是按其原狀成為人體的蛋白質而引進體內，它首先在小腸分解直至氨基酸為止，而後被吸收，從門脈運至肝臟，到肝臟後會把它改為人體所需的蛋白質。

可見肝臟如此從氨基酸合成為各種蛋白質，因為要代謝物質，必要的酵素也一律都是蛋白質。所以，可以說肝臟所合成的蛋白質種類非常多。尤其是輕蛋白（albumin）、膽鹼酯酶（choline esterase），血液凝固因子，凝血酶原「prothrombin」、麥角甾醇（erg-osterol）等血中蛋白的大部分在肝臟製造。反過來說，多餘的血中蛋白質則成為皮下脂肪等。

另外，肝臟還進行氨基酸（氨基酸的種類有二十種）相互間的轉換。因為氨基酸或蛋白質是人體最基本的物質（對所有生物也莫不如此），萬一代謝（合成）機能不如理想，則連生命的維持都有困難。

(2)膽汁的分泌（排泄）

接著，成為肝臟的重要功能之一，有「膽汁的分泌」，膽汁此消化液要在肝臟製造。雖然膽汁的大部分（九七％）是水分，剩餘的三％是以膽汁酸為主成分。其他則由膽紅素、膽固醇、磷脂質、脂肪酸等所合成。

其中，膽紅素成為膽汁的色素來源。肝臟會把老舊的紅血球毀壞而製成膽紅素（另外也從脾臟流入）。膽紅素是身體不必要的物質，同時也有毒，所以肝臟會把它以葡萄醛酸（gl ucuronic acid）的物質包容起來（接合），改為易溶於水中的形狀（接合型＝直接型膽紅素），連同膽汁排泄它。

在肝細胞合成的膽汁會從肝細胞進入毛細膽管中，被集中至肝小葉的肝纖維囊或格力孫氏囊中的膽管。此膽管分枝漸漸合流，從肝內膽管通過肝外膽管排出於肝臟之外，這通過膽管的膽汁經過膽囊管，也送來叫膽囊的袋中濃縮，再度通過膽囊管。而後從總膽管分泌到十二指腸。

肝臟以這樣的方式把膽汁的消化液，送進十二指腸，屬於膽汁主成分的膽汁酸，就是要在食物消化吸收脂肪的乳化等食品，完成重要任務。

但大多的膽汁酸到了腸管被再吸收，經門脈回至肝臟內，此叫腸肝循環。

所以在肝臟生成的肝汁，可說是均具如下三種機能：㈠分泌消化液；㈡排泄有害的膽紅素；㈢排泄多餘的膽固醇。

有時罹患急性肝炎或肝硬化就會出現黃疸症狀，那是因為肝細胞故障的結果，導致膽汁向毛細管膽管排泄受阻，結果膽紅素向竇狀血流逆流，而在血液中增加所致。假如膽紅素在血中增加，因其色素之故，皮膚看起來即帶黃色。

⑶解毒作用

誰都知道肝臟的重要功能之一，就是解毒作用。

腸所吸收的不只是食物中的營養素而已，舉凡含在食物中的毒物，經過壞的細菌之作用產生的有毒物質，仍是從腸吸收送至肝臟。肝臟即經有害物質的氧化、還原、分解、接合的反應，為無毒化或改成易溶於水的形狀，向尿或膽汁中排泄。

前述的膽紅素也是有害物質之一，另外，阿摩尼亞亦是具代表性的有害物質。阿摩尼亞不斷在腸內發生，而且在肝臟內也隨著蛋白質、氨基酸的分解發生。肝臟會把阿摩尼亞經化學反應改為尿素，而尿素是無毒的。肝臟即將合成的尿素釋放於血液中，結果經由腎臟將它排至尿中。

其他，酒精的解毒也是肝臟的功能之一。這點已為大家所熟知了。

又，若具有相當規模以上的大異物（病毒、原蟲、腫瘍細胞等），會被之前提過的庫帕細胞和開口細胞所破壞。

如上所述，肝臟的功能可說是多采多姿。此外，肝臟還具有許多其他的機能。⑷代謝和貯藏維他命A及D的功能。⑸代謝銅、鐵等礦物質。⑹以貯藏血液的方式調節血液的循環量。(7)維持體溫。

肝臟常被譬作身體的「一大化學工廠」，但不只是如此，肝臟也具有庫存及遞送的功能。所以也可說是兼具「物流功能的一大化學工廠」。

肝臟雖是如此「工作勤快」的臟器，但平常很少人意識到肝臟的存在。因為肝臟不同於胃腸或心臟，沒有直接傳遞疼痛的神經。當一個人會感到肝臟疼痛時，原因是肝臟肥大籠罩了肝臟的薄膜所致。

肝臟也是重生力強的臟器，縱然切取三分之二，不久又恢復為原狀。

即使如此，肝臟還是默默地耐心工作著，其被形容為「沈默的臟器」。

因為肝功能的種類甚多，故一旦有病，其症狀也不盡相同，甚至可以說很少呈現肝病特有的症狀，再加上無痛感，以致造成肝病較遲發現的原因。

代表肝病的肝炎，其初期（急性期）的自覺症狀只有兩種。第一種是頭痛、容易疲勞、倦怠感等類似感冒的症狀。第二種是食欲不振、嘔吐感（噁心）、嘔吐等消化器症狀，結果難免被誤認為腸胃或感冒不適等病症。肝臟因其功能複雜，所以症狀的出現也複雜。不是多屬於間接的信號，就是完全沒有信號，如此一來，定期的健康檢查便成為不可或缺的事。

何謂肝功能檢查？

凡是對肝病或多或少有認識的人，皆應熟知GOT、GPT等，因此數值即是指在肝臟裡功能的酵素（氨基轉移酵素）。因為GOT、GPT值的變動最能突顯肝功能的異常，所以才成為知道有無肝病的代表性指標。

但單靠GOT、GPT仍不能判定肝病。

肝病有各種的檢查法，可初分為三。第一是，採取血液檢查肝功能的數值或病毒標記反應的方法。第二是，以腹腔鏡進行肝活體的檢視，直接以肉眼或顯微鏡觀察肝臟的組織、細胞之方法。第三是，以超音波或X光CT（電腦斷層攝影）或MRI（磁氣共鳴映像法）等利用畫像診斷的方法。

GOT、GPT當然屬於第一的方法之一，況且肝功能檢查不僅如此，還有很多的檢查項目。

諸如一般公司或自治團體舉行的健康診斷或個人接受的日式綜合體檢等，多會實施以下所述的肝功能檢查之一部分或全部。單看它的數值可能會覺得有些莫名奇妙，但一旦知道它的含意，就有利於加深對肝病的理解。

(A)關連膽紅素代謝機能的檢查

①總膽紅素（血清膽紅素）（T-Bil）

如前所述，膽紅素就是成為黃膽原因的膽汁色素。此膽紅素分成兩種。一是直接型的膽紅素（在肝臟和葡萄醛酸接合處理的接合型）。第二是間接型的膽紅素（接合處理以前的非接合型）。三方合成總膽紅素。

先前已經說明過，萬一肝臟和膽道受阻，無法順利把膽紅素向膽汁排泄時，血中的膽紅素量就會增加。

總膽紅素的正常值是〇・四～一・一mg／公合。

大致上，總膽紅素超過三・〇mg／公合，皮膚就會明顯出現黃疸現象。

②直接型膽紅素

在肝病的惡化期，於血中會異常增加此直接型膽紅素，膽道系的疾病也是一樣。相反地，會增加間接型膽紅素的是溶血性黃疸或體質性黃疸的情況較多，即使它們的外表看來有黃疸，但並非是肝病或膽道疾患等。

直接型膽紅素的正常值是〇～〇・六mg／公合。

(B)關連血清酵素的檢查

③GOT（AST）、GPT（ALT）

這在肝機能檢查中，是最被熟知的檢查，即要測定血清中的氨基轉移酵素。氨基轉移酵素是在肝細胞中的促進氨基酸之合成酵素，又叫氨基移轉酶（aminotransferase）。萬一肝細胞故障或受到破壞，此酵素會從肝細胞流至血液中，所以測定它在血液（血清）中存在的量，就能探知肝細胞的受損程度。

GOT是「谷氨酸、草醋酸、氨基轉移酵素（Glutamic Acid Oxalacetic Acid Transaminase）」的略稱。GPT是指谷氨酸、丙酮酸、氨基轉移酵素（Glutamic Acid Pyruvic Acid Transaminase）的略稱。雖然，現今GOT改稱AST（天冬氨酸、天冬氨酸鹽氨基移轉酶Aspartic Acid Transaminase），GPT則改稱ALT（氨基丙酸、氨基移轉

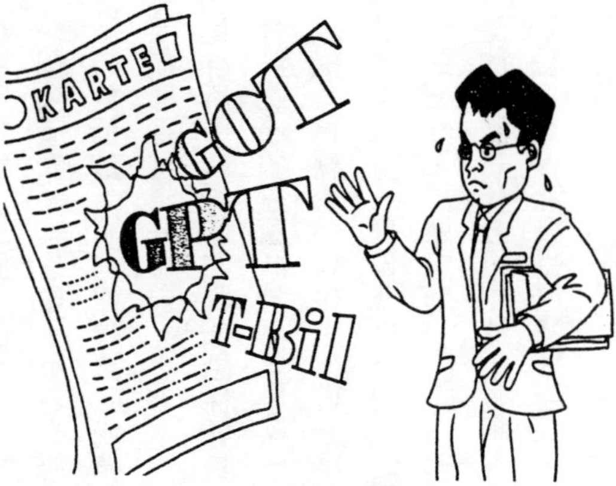

注意肝功能檢查的數值

酶（Alanine Aminotransferase）），但習慣上仍使用GOT、GPT時較多。而一般三方合成為氨基移轉酶。

GOT除於肝臟外，也含在心肌、骨骼肌、腎臟中。所以單靠GOT值的上升，並不能立刻斷言肝功能異常，寧可說只有GOT值偏高時，也有必要懷疑是否有心肌梗塞等情形。

GPT是除了肝臟以外的其他臟器，所存在的極微量酵素，可說它是肝臟特異的酵素。所以GPT值上升，罹患肝病的可能性也大。

一般說來，有肝病時，其GOT、GPT值會上升，顯示出異常值。

正常值如下：

GOT是五～四〇單位（虎門醫院改為七～

二四單位）。

GPT是○～三五單位（虎門醫院改為三～二五單位）。

一個健康人，其GOT值會高於GPT值，而GOT／GPT的比會在一以上。此數值上升傾向分別是：酒精性脂肪肝或慢性肝炎也在一以上，肝硬化在二以上，肝癌在三以上等GOT值明顯地上升傾向。

肥胖所引起的脂肪肝或急性肝炎，其GPT值的上升大，此比不到一的傾向強。如活動性慢性肝炎（狠瘡狀肝炎〔lapoid〕）時，GPT值也高過GOT值。

以氨基移轉酶（GOT、GPT）的數值看來，慢性肝炎顯示不到二○○～三○○單位以下的情況較多，肝硬化則有更低的傾向。反過來說，急性肝炎又有黃疸出現時，氨基移轉酶會急速上升，高達二○○○～三○○○單位也不稀奇。萬一超過一萬單位時，肝臟就有引起廣泛的細胞壞死之可能性，且轉為劇症肝炎的可能性也甚大，需特別注意。

④LDH（乳酸脫氫酵素）

此LDH酵素也同GOT、GPT一樣，是在肝細胞中的酵素把糖值改成能源時起作用。因為這個酵素不只在肝臟中，也含在腎臟、心肌、骨骼肌；紅血球、癌細胞等之中，所以眼見ＬＤＨ值上升時，也不能立即斷言有肝病。因為，諸如心肌梗塞，腎官能不全，肺癌、胰臟癌、大腸癌等肝病以外的原因，都有可能導致ＬＤＨ值的上升。

但若ＬＤＨ值上升的同時，ＧＰＴ值也上升的話，罹患肝病的可能性就很高了。

因為以電游子透入法（electrophoresis）能區別同工異分子酵素，所以也有可能判別血中的ＬＤＨ是由哪個臟器所引的。

正常值是一二一～二二三單位。

⑤ＡＬＰ鹹磷酸酶（Alkali Phosphatase）

被稱為膽道系酵素的酵素，在肝臟製造的結果排泄至膽汁中，一旦膽道受阻，如膽道故障（膽石或膽道癌），膽汁的流程受阻，ＡＬＰ便會在肝細胞內道流進血液中。有時此膽汁鬱滯症的起因，會出現黃疸，所以ＡＬＰ也用於鑑別黃疸的原因。

此酵素因為除肝臟之外，也於骨骼、小腸、胎盤處製造，所以可使用電游子透入法識別同工異分子酵素。

正常值是二・八～八・四單位。

⑥γ—ＧＴＰ（r-glutamiltranspeptidast）

此也叫膽道系酵素，但對肝障礙顯現敏銳的反應。γ—GTP除了肝臟之外，也存在於腎臟、脾臟之中。尤其罹患肝癌、肝硬化、慢性活動性肝炎或膽汁鬱滯症等時，會在血液中增加。

另一特徵是，γ—GTP跟飲酒有密切的關係，凡是罹患酒精性肝障礙的，幾乎無例外地γ—GTP值偏高，而且血中的γ—GTP值跟所喝下的酒精量成正比上升。

又在慢性肝炎的惡化期時，會跟氨基移轉酶的上升平行，看出γ—GTP的上升。

正常值是五〇單位以下。

⑦LAP（Leucine Aminopeptidase）

此為蛋白分解酵素之一，多在肝臟或膽管上皮細胞中，其他也存於腎臟、腸中，但不同於ALP的是，不存於骨骼中。

LAP值和ALP值相同，當患膽汁鬱滯症（膽石、膽道癌）時會上升，但骨骼方面的病，卻不會上升，這點是和ALP不同之處。

LAP值於得了急性肝炎、肝硬化時，也會出現異常值。

假使ALP及LAP雙雙呈現異常值，罹患肝疾患或膽道系疾患的可能性就高。而假如只有ＡＬＰ值上升，那麼骨骼的異常之可能性就高。

⑧ＣｈＥ（膽鹼酯酶〔Cholire Esterase〕）

如前述蛋白氨基酸代謝的部分所說地那樣，肝臟會合成膽鹼酯酶那樣的酵素以及蛋白素那般的血清蛋白，釋放於血中，所以血清中經常含有固定量的膽鹼酯酶。

萬一罹患慢性肝炎或肝硬化使肝功能降低，其合成能力衰退，連帶也使膽鹼酯酶值降低，此對蛋白素值的情況相同，兩者並行增減。所以一起測定對於慢性肝病的經過觀察，非常有用。

膽鹼酯酶的正常值是○・七～一・六△ＰＨ。

(C)關連蛋白代謝機能的檢查

⑨總蛋白（血清蛋白總量）（ＴＰ）

血清是指把血液凝固在試管時形成的上面之澄清液部分的液體，透明而稍帶黃色。血清的九○％以上是水分，剩餘則是有機物（蛋白、糖、脂肪、體內廢物等）以及無機鹽類，其中蛋白的量最多，約占血清中的七～八％左右。所謂血清蛋白的總量（總蛋白）指的即是此。

血清蛋白的主要內容物，有蛋白質四種類的球蛋白。其中蛋白素占一半以上。球蛋白又分α_1、α_2、β、γ四種，其中除有免疫作用的γ—球蛋白（免疫球蛋白）在淋巴節製造以外，無論蛋白素或球蛋白幾乎全在肝臟內製造。

所以，罹患慢性肝病（特別是肝硬化），則肝臟的蛋白代謝（合成）機能降低。結果，血清蛋白量尤其是蛋白素的量減少，當然，總蛋白量也會減少。另一方面，因為只有具備免疫功能的γ—球蛋白單獨明顯地增加，相對地，蛋白素（A）和球蛋白全體（G）的比率（A／G比）為此改變。所以在健康時有一•〇以上的A／G比，至肝硬化時，降至不到一•〇的A／G比。

蛋白素減少顯示肝臟的合成機能降低，較之於GOT、GPT值的極端上升，意義更為深刻，反過來說，即使GOT、GPT顯現偏高的異常值，只有蛋白合成機能正常，就可證明肝臟還未失去它的功能。

比方說，即使GOT、GPT跳至五〇〇〇以上，只要蛋白素或凝血酶原（PT）時間（後述）正常，即可看成雖說患者的肝臟已有相當嚴重的受損，但還能發揮它的正常功能。

不過，萬一蛋白素的量減少，凝血酶原的時間又顯示異常，若此患者已是急性肝炎，就只怕有轉為劇症肝炎的可能。又若患者是肝硬化，也不能排除有罹患肝性腦症的危險，不管怎樣，都是治療後的恢復不佳情況。

總蛋白（血清蛋白總量）的正常值是六・九～八・四公克。

⑩血清蛋白劃分（蛋白素和球蛋白的構成比）

這是以電游子透入法來計測在總蛋白中，蛋白素及四種球蛋白素的比率各佔多少之檢查。

以電游子透入法計測血清蛋白質，因其帶負電所以朝陽極的方向移動。這時球分子越小，其移動速度越快，故在座標圖，按分子小的順序由蛋白素，α_1—球蛋白、α_2球蛋白、β球蛋白、γ—球蛋白，依序描繪出濃度曲線，如此即可看出在各蛋白分別存在的比率有多少。

肝病的特徵是隨症狀的嚴重化，球蛋白會減少。若是急性肝炎，除非劇症化，否則看不出球蛋白的減少，但患了慢性肝炎時，隨著病症惡化，免疫有關的γ——球蛋白增加，至於肝硬化，就很明顯地顯示出蛋白素、球蛋白的增加。正常值如下：

蛋白素是六一・〇～七三・〇％。

α_1—球蛋白是一・四～三・九％。

α_2—球蛋白是四・二～八・六％。
β—球蛋白是六・五～一一・一％。
γ—球蛋白是一〇・八～二〇・五％。

⑪膠質反應

如前所述，因為屬於血清蛋白質的主要成分之蛋白素被合成於肝臟內，所以一旦患肝功能故障的重症肝障礙時，其血中量會減少。特別是在肝硬化的末期，現象更為明顯，相反地，關連免疫的γ—球蛋白會增加。

TTT（百里酚混濁試驗）、ZTT（硫酸辛混濁試驗）的膠質反應是應用血清的保護膠質作用之檢查。

一旦血清中的蛋白素減少或γ—球蛋白增加，這些檢查就會顯示出高數據。尤其當肝硬化時，TTT、ZTT都非常顯著地上升，而ZTT特別對γ—球蛋白的增加起強烈反應。

正常值如下：

TTT是〇・六～五・一單位。

ZTT是二・〇～七・〇單位。

⑫凝血酶原的時間（PT）

血液由血球、血小板、血漿組合而成。所謂的血清是從血漿去除血纖維蛋白原的剩餘成分。一旦受到外傷需止血時，除了血小板之外，含在血漿中的血液凝固因子（蛋白質）即扮演重要的角色。

目前，血液凝固因子已經找到第1因子至第13因子，但因為第6因子不用，所以實質上有十二種。附帶說明的是，其中第8因子缺乏症稱血友病A，而第9因子缺乏症稱血友病B。

凝血酶原就是它的第2因子。假使受到第3因子凝血致活酶（以及鈣離子）的作用，就會變成凝血酶血的酵素。此酵素向第1因子的血纖維蛋白原起作用，改為纖維素，由纖維素綴合血球而使血液凝固。現在此構成，便是在受傷時，我們的身體自然會進行的過程。

凝血酶原的時間檢查就是應用以上的原理，在血漿中加上第3因子凝血致活酶，計測到底多少時間血液才能凝固的檢查。

以凝血酶原為首的大部分血液凝固因子，都在肝臟合成送入血中，所以得了肝病導致降低肝動能時，其凝血酶原的血中量會減少，結果延長血液的凝固時間。萬一得了嚴重的肝障礙，那麼凝固的時間就會顯著延長。所以，肝硬化的嚴重患者容易出血，原因即在於此。

健康人的血液凝固時間大約是十一～十五秒，也有時把檢體（患者的血漿）的凝固秒數，直接列為檢查數據，但大多是拿健康人的凝固時間相比的比率表示。

正常值是八〇～一〇〇。

⑬血漿測驗（HPT）

這也是試試血液凝固因子有無正常起作用的檢查。是應用在肝臟合成的第2、第7、第10因子的複合作用之檢查，此檢查是較凝血酶原的時間更為敏銳的檢查。

因為肝功能降低，凝固因子的生產量減少，所以拖延反應時間。為了檢查之故，血漿中必須加上試藥，以便拿來和健康人相比。

正常值是八〇～一二〇％。

(D)關連脂肪代謝的檢查

⑭總膽固醇

血清膽固醇的大部分是在肝臟合成。萬一因慢性肝病（慢性肝炎或肝硬化）及劇症化的急性肝炎等，導致肝功能受損，導致肝臟的脂肪代謝（合成）能力衰退時，而血清中的膽固醇也會顯著降低。

相反地，若是膽汁鬱滯症引起黃疸時，因為肝臟無法把該排泄的膽固醇溶於膽汁中排泄，結果使膽固醇分佈於血液中。所以，患了膽汁鬱滯症的話，就同肝病相反，血清中的膽固醇值會上升。

像這樣，我們可靠血清總膽固醇檢查判定肝病的嚴重程度，或是鑑別黃疸的原因，但不必說完全是因為血清膽固醇的惡化之故，亦即不能單靠它判定肝病。

正常值是一二二～二四四mg／公合。

⒠其他

⑮ＡＦＰ（α—甲種胎兒球蛋白）

ＡＦＰ是在胎兒肝臟製造的蛋白質之一種，以高濃度含在胎兒的血液及羊水中，但在健康的成人之血中則看不見。

萬一得了原發性肝細胞癌（非從其他臟器轉移的癌症）時，癌細胞會造成此ＡＦＰ。結果，AFP顯著增加，高達正常值的五十倍以上，甚至一〇〇〇倍也不稀奇。

為此，AFP現在是對於原發性肝細胞的早期發現，發揮最大威力的檢查法之一。當然，並非僅只於肝癌的早期發現而已，同時也用於探知癌症的發育狀態及判定治療效果等。

正常值是十naro公克（十億分之一公克）／ml以下。

第二章 病毒肝炎的種類及症狀

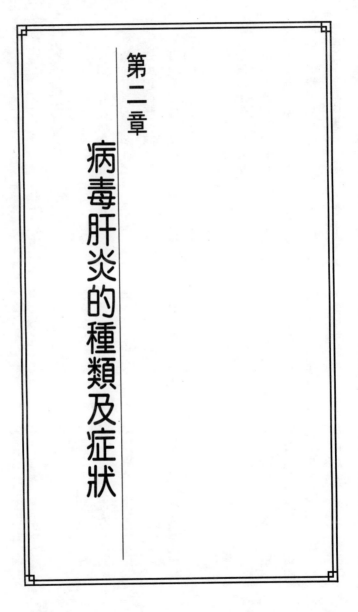

肝炎病毒的種類

目前，肝炎病毒已發現有A型、B型、C型、D型、E型等五種。這些病毒的共通點，當然偏學肝臟的臟器並以肝細胞為感染之標地。肝炎病毒在肝細胞內增殖的結果，即是以某種方式引起像肝炎的病變。

肝炎病毒並非全部皆與慢性肝炎有關，不過，為了拿來和B型肝炎、C型肝炎相比較具含意上，茲就各病的特徵，作一簡單說明。

(1)A型肝炎病毒（HAV）

A型肝炎病毒是經口感染的病毒，分佈於全世界，尤其在衛生環境較差的國家，特別多見，若說幾乎所有的居民都受到感染，似乎也不為過。雖然在日本曾偶然發生過集體發病的情形，但幾乎都是分散的發生，而且是因生吃了牡蠣，經由食物所感染的病例占大多數。一般認為，這是因為河口附近的牡蠣吸入患者糞便所污染的水，而造成的影響。

近年來，到東南亞等地的旅行機會甚多，故有應注意當地的飲料、水等的飲用之必要。因為A型肝炎一旦感染形成抗體，就不會再二度感染了。所以，如果眼見當地人飲用生水，就任意模仿，難免回國後，急性肝炎病發，因為當地的人已有抗體，所以即使喝了受病毒汚染的水也不會再患A型肝炎，可是沒有抗體的外國人，大都會受到感染。

同樣是日本人，若為四十歲以上的世代，因為成長於戰時及戰後衛生環境較差的時代中，所以，受過A型肝炎病毒洗禮者甚多。據說，那個時代有抗體者佔八〇%以上。也許有人認為，未曾有過罹患急性肝炎的記憶。不過，在兒童時期的感染有九〇%以上是非顯性感染，所以不易得知。即使病發，也是輕度而已，易被誤認為只是感冒罷了。在東南亞各地，乍見之下並不流行此症，實則是因他們往往在孩童時期即已受過非顯性感染，只是連自己都不知情所致。

因為，日本年輕的一代，多半沒有抗體，所以應多加注意才是。

另外，A型肝炎是急性病，不會慢性化。

在預防上，平日衛生的管理最為重要。如飲食前後務必洗手，或生的食物必須經火處理過再吃等，如此維持良好的生活習慣，即應可防止病毒的感染。

(2)B型肝炎病毒（HBV）

B型肝炎有急性、慢性兩種，急性肝炎幾乎可治癒，很少會從急性轉移為慢性肝炎。而且，急性肝炎劇症化的病例也甚為少見。關於急性肝炎的感染途徑，根據虎門醫院的診療實況所見，因為性交感染的約占九五％，所以有必要列入跟ＡＩＤＳ或梅毒等同樣的性行為感染症（ＳＴＤ）的預防對策之必要。

Ｂ型肝炎較具問題的是慢性肝炎。

關於過程，容下章再作詳述。會得到Ｂ型慢性肝炎的人，包括三歲以下的幼兒或免疫力極低的人等。特別是母子感染所引起的慢性肝炎患者，幾乎可說都是從帶有活動性病毒（ＨＢｅ抗原陽性）的母親所生下來的孩子，因在出生時的產道感染或母乳感染所致，如此的病例占多數。這樣的小孩成為ＨＢＶ的帶菌者（有病毒者），成人後病發慢性肝炎的情況甚多。例外的情況是，其中有的人經其一生以健康的帶菌者度過，不曾發病，或到了成年之後，病毒自然寬解（自然治好）而形成中和抗體（ＨＢｓ抗體）。

治療Ｂ型慢性肝炎，以「類固醇脫離療法」為首是有效的治療法，所以慢性肝炎也算是可治好可能性高的病症。

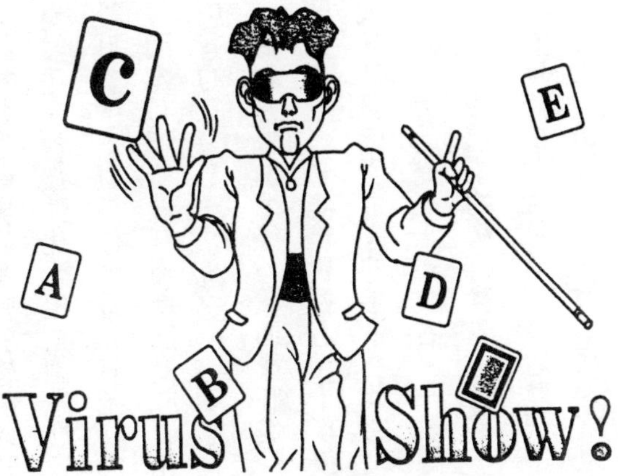

C型肝炎佔壓倒性多數

現今，日本大約有一五〇萬人的HBV帶菌者，但透過預防體制及血清的普遍化，使得屬於B型慢性肝炎的主要感染路徑之母子感染遽減，因此預料今後帶菌者，患者的人數也將隨之減少。

又，所謂的HBV帶菌者是指HBs抗原（病毒的被膜抗原）呈陽性者。

(3)C型肝炎病毒（HCV）

一九八八年，屬於美國的遺傳子投機公司之凱龍公司，在世界上首次分離HCV的病毒蛋白，以此為契機地解明了HCV，到了一九九〇年時，更進一步地病毒的全鹽基排烈被解明，而病毒基因組的全鹼排列也被檢明。

根據推測，日本現在大約有二〇〇萬人的HCV帶菌者。

雖然C型肝炎病毒會引起急性肝炎，但它的症狀較B型急性肝炎輕微。只是，B型急性肝炎幾乎不會慢性化，但C型急性肝炎則有很高的機率（感染者的六〇～七〇％）會進展至慢性肝炎。一直稱作非A非B型肝炎中的慢性肝炎，如今已經解明事實上是C型肝炎。

因為C型慢性肝炎進展為肝硬化、肝癌的病例甚為常見，故需多加注意（像C型慢性肝炎患者的二〇～三〇％）。

假如是輸血感染（輸血後肝炎）的情況，從感染時進展至肝硬化為止，大約需二十年的時間，而且二十年後再經五～十年後才病發為肝癌的情況較多。不過，由注射針等引起的感染或其他原因所引起的感染（此感染路徑不明的肝炎稱作「散發性肝炎」）時，進展到肝硬化為止，大約需三十年左右，一般認為，其個中差異進入體內的病毒量不同所致。

但縱使感染的病毒量多，也不一定明顯出現急性症狀。像輸血引起的C型肝炎，毋寧是在沒有明顯的急性症狀自覺之狀況下移行至慢性肝炎的，如此情況也有應加以注意才是。

考慮此過程，比方說，八十歲以上的人即使感染HCV，按道理也必須到一〇〇歲以上時，才轉為肝硬化。所以，說得極端些，若不予治療也是可以的，不過，若進度快，就另當別論了。

關於C型肝炎成為問題的感染途徑，依我看，由「過去的」輸血引起的感染佔四○％，而「過去的」醫療行為（以前的預防接種、針灸治療及其他）引起的占五○％，家族內（夫婦、親子間）感染的占一○％左右。有關此感染途徑的問題，容後再述。

治療C型肝炎，干擾素療法有效，但它的效果隨病毒亞型的不同而有顯著差異。例如ＨＣＶ亞型，現在至少有六種，而在日本人較常見的Ⅱ型（占患者的七五％）中。其效果較小，對於Ⅲ型（占患者的一七％）其效果較大。萬一干擾素療法無效時，就改採從前的甘氨酸製劑療法（glycyl-glycine）。

(4) D型肝炎（δ肝炎）病毒（HDV）

Ｄ型肝炎病毒以前稱「δ肝炎病毒」，病毒於一九七七年時發現。

Ｄ型肝炎病毒可說是特殊的病毒，只能透過再感染給Ｂ型肝炎患者才能增殖。亦即ＨＤＶ只在跟ＨＢＶ共存的環境下，才能存活下去，是隸屬性的病毒。

Ｂ型肝炎患者再感染ＨＤＶ的結果，將使肝炎絕症化的情況多，但因為ＨＤＶ沒有ＨＢ

V就不能增殖，所以只要治癒好B型肝炎，HBV一掃而空，連帶HDV在體內也難以存活，自然D型肝炎也治好了。但仍要小心絕症化、劇症化，事實上，治療困難的時候較多見。

欲診斷D型肝炎，只有檢查δ抗原的有無，δ抗原就是位於殼的內部之蛋白。

HDV感染者在日本甚為少見，但在義大利等地中海沿岸的地區甚為多見，其他像中東、非洲、澳洲、南非等地，也常見到。

預防方面，必須小心受進口的血液製劑或毒癮者常用的注射針之感染，需特別注意才是。

(5)E型肝炎病毒（HEV）

E型肝炎病毒是和A型肝炎病毒（HAV）同樣經口感染的病毒。

HEV是經口感染，侵入體內後在肝細胞增殖，分泌至膽汁中，連同糞便排泄。預防上的注意事項與A型肝炎相同。

E型肝炎在印度、尼泊爾、巴基斯坦、阿富汗、緬甸、伊索比亞、墨西哥等亞熱帶或熱帶的開發中國家，較為常見，時常以大流行而知名。在這些地區，A型肝炎較多，但一方面

A型肝炎會在兒童時期感染，另一方面E型肝炎於成人感染較多。據說，孕婦一旦感染，便易轉為劇症肝炎，死亡率也相對提高。

急性肝炎

經口感染的A型及E型——小心生牡蠣

已在「肝炎病毒的種類」那節提及：經口感染的肝炎病毒只有HAV有及HEV兩種而已。無論A型肝炎或E型肝炎的臨床症狀都相似，且兩者都不會慢性化。

在日本幾乎不見E型肝炎，如有，那是日本人於國外感染後帶回國的「輸入E型肝炎」。所以，關於E型肝炎，只要在海外旅行時多加注意就夠了。

但A型肝炎在日本國內也時常集體發生，會有小規模的感染流行，所以不能輕忽，HAV會連同患者的糞便排泄，所以需注意「水系列感染」。

尤其是食用棲息於河口附近的海灘之牡蠣時，要特別注意，絕對避免生食。

一九八三年日本青森縣，曾發生因食被HAV汚染的生牡蠣而引起肝炎集體發生的病例。在當時，約有六〇〇人以上感染A型肝炎病毒，以致病發急性肝炎。

一九七七年日本佐賀縣的小學，有接近五〇〇名師生的集體感染發生。初時原因不明，後經調查發現，原來就是蹲式廁所的污水形成地下水，而污染學校的地下水才是HAV感染的原因。

它們都是感染途徑已判明的集體發生之例，但其他仍常有報告原因不明的集體發生之例。

那麽，感染A型肝炎之後，會出現何種症狀？

A型肝炎在感染HAV之後，隔開二～六週的潛伏時期，方才發病。首先，出現三八度以上的高燒、懼冷、有時伴隨頭痛，所以有很多人誤認為是感冒的症狀。另外，也有人有食欲不振、嘔吐感、嘔吐、下痢等的消化器症狀。繼之伴隨倦怠感、疲憊感，此即是肝病。

再則，尿色會漸濃成為褐色尿，此為黃疸預兆。

病發約一個禮拜之後出現黃疸，尤其是眼白部分（眼球結膜），連外行人都看得出，手和胸部也帶黃色。尿色從褐色轉為濃褐色，嚴重時變為醬油色。這樣一來，任誰都看得出罹患肝炎。遇到十歲以下的小孩時，這樣的症狀不出現便稱作非顯性感染。

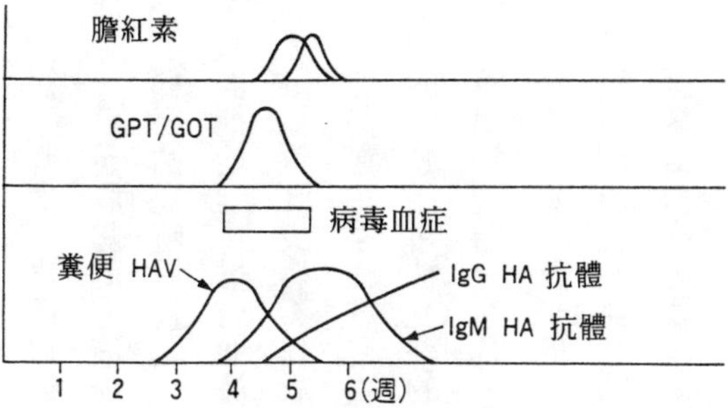

圖2　A型肝炎的過程

出現黃疸後，身體累的感覺便緩和下來，但毫無疑問仍是急性肝炎，有住院的必要。

有的人一旦身體疲勞的感覺緩和，便不顧體力地勉強工作。但是一旦出現黃疸，就有住院詳細檢查的必要。因為不一定「黃疸＝A型肝炎」，或者是B型肝炎的急性發症也說不定，也可能是C型肝炎或膽道系疾病等。

再說，此時期身體疲勞的感覺雖說緩和，但肝臟裡的一場戰事正打得難分難捨。原來要應付外敵病毒，即所謂的游擊部隊之淋巴球、食細胞、抗體等免疫機構「軍」，正展開勇敢的戰鬥。尤其是殺手——T細胞（淋巴球）正處於激烈攻擊病毒感染細胞的狀態。肝臟儼然化成戰場，當然肝臟也早已疲憊不堪了。

為了支援這次戰事，保護國土（肝臟）及居民（未感染肝細胞），患者需充分補給營養，向肝臟送「武器及糧食」

（血液），可說是肝臟的真正「主權者」——患者的當務之急。

得了肝炎，之所以要保持安靜，主要是因為橫躺時（睡覺的狀態）和起立時（站立的狀態），送至肝臟的血液流量完全不同所致。流入肝臟的血量，在橫躺時量最多，假使有一〇〇，那麼站立時只有六十，萬一跑步或運動時，更降至二十～十左右，所以要提供肝臟的「武器補給」，惟有血液而已。因此必須名副其實地躺下，使流入肝臟的血液量達到最大。總之，要跟肝炎病毒作戰，安靜休養是絕對必要的舉動。

當然，患了慢性肝炎時，在其過程中遇到病毒的非活動期時，經與醫師相談之後，或多或少的運動是可被允許的，只是得了急性肝炎又有黃疸時，再做運動，簡直是胡鬧的行為。

黃疸出現時，有的人會食欲不振，遇此情形，需以點滴來補給營養。

在A型急性肝炎的治療法上，應以保持安靜，補給必要的營養為「主」而以藥物療法為「輔」。因為提高身體的防禦能力最重要，如此即可治好A型肝炎。

至於黃疸出現和尿變褐色，已在之前的「肝臟之構造及功能」章節中說明過，理由如下。

一方面肝炎病毒的活動，以及一方面跟它對峙的身體方面之免疫反應（即戰鬥）的結果，導致肝細胞受阻，結果平常應連同膽汁排泄的有害之膽汁色素，無法排泄至肝小葉（肝細胞的集團）的膽管，造成膽紅素倒流向竇狀隙（SINUSOID）的血流，而在血液中增加，當它在尿中，就出現褐色尿。此膽紅素連同血液循環全身，便成為色素，使皮膚透出黃疸的現象。

一般說來，當黃疸出現時，其各種的症狀便逐漸緩和（圖2），不久經過一～二週以後，黃疸開始消退，其他的症狀也隨之消失。至第三週左右，運動限制也被放鬆，快的話一個月，最慢兩個月的住院治療，即可出院。

A型肝炎除了極端的例外（如身體虛弱或高齡者）之外，不會劇症化，可認定幾乎百分之百可以治好。

再說，一旦罹患A型肝炎，就形成對病毒的抗原之中和抗體，成為所謂的「免疫」，所以不會二度感染。

性行為感染的B型急性肝炎——蜜月肝炎、行旅肝炎

急性肝炎除經口感染A型及E型之外，又有性行為感染的B型急性肝炎、輸血後注射針

等感染的C型急性肝炎等。另外B型肝炎患者再度感染的D型肝炎，也會引起急性症狀。但因為在日本幾乎不見，所以關於D型急性肝炎暫時從略。

為避免誤解，事先要說明一點的就是，不要誤會「B型肝炎的患者一律是性行為所感染的」。因為B型慢性肝炎患者的壓倒性多數是：出生時或吃母乳時被母親所感染。亦即B型慢性肝炎的最大之感染途徑是母子感染的意味上，B型慢性肝炎患者無罪，進一步毋寧說是「被害者」。

在此要說明的病例，雖同屬於B型肝炎病毒感染，卻是「過渡性感染」的例子。在HBV的情況，如身體已具免疫功能，三歲以上的年齡，其感染一律稱過渡性感染，急性肝炎病發，不僅能治癒，而且不會慢性化。所以反過來說，B型慢性肝炎患者幾乎是在三歲以下的幼兒期及新生兒時期，從母親處感染到。是故不應以有色眼光看待慢性肝炎患者，當然對於急性肝炎患者也是一樣。

社會上往往傾向於對性行為感染者以白眼看待，可是感染者的感染情況千差萬別，值得同情的個案不少，例如蜜月肝炎的病例即是。因此，不該透過倫理道德的有色眼光來分色。舉例來說，AIDS也是像流行性感冒般地單純的病毒感染症。

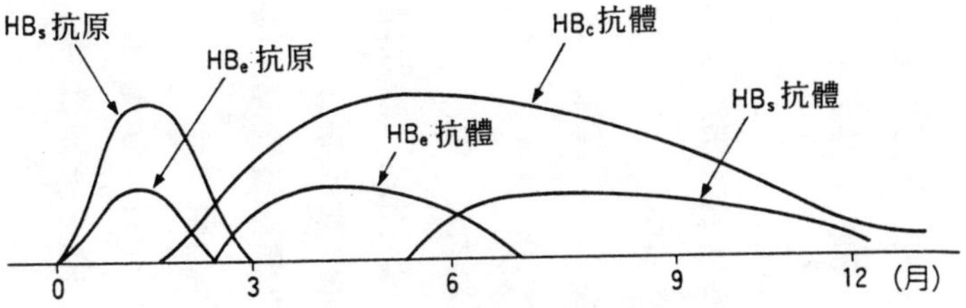

圖3　B型急性肝炎的過程

成為ＨＢＶ的感染源主要是體液（血液、精液、膣分泌液、母乳等）。在病毒被發現以前，除母子感染的家族內感染之外，有相當高的機率是輸血引起的感染。但自從病毒被分離鑒定解明ＨＢＶ的主要抗原，抗體系列的同時，隨檢查藥的開發，容易檢查輸血用的血液之後，受到ＨＢＶ感染的血液被排除，是故，Ｂ型的輸血後肝炎之病例隨之遽減。

遇到Ｂ型急性肝炎時，在從前輸血是最大的感染途徑，但到如今幾乎已不成問題了。

近年來，代之而起受人矚目的是性行為引起的ＨＢＶ感染。在以前，因為輸血感染的情況太多，導致性行爲引起的ＨＢＶ感染不被注意。但隨著輸血用血液的病毒檢查之體制完成，現今可推測的是：凡是新的感染大部分是性行為所引起的。

近數年來，以虎門醫為例，來院的Ｂ型急性肝炎患者約占九五％，是性行為所引起的感染。針對這樣的情形，在Ｂ型急性肝炎的預防對策上，最該留意的便是關於性行為引起的感染對策。

不過，像下面的感染例子，因為當事者雙方都沒有責任，只能說不幸的稀有病例。

二十一歲的A小姐，在大約兩個月前結婚，但在身體狀況失調的情況下來院檢查。原來她正受到嚴重的高燒、疲憊感、嘔吐感襲擊所致，在住院數日後，便出現了黃疸。

檢查結果發現，罹患B型急性肝炎。可是A小姐從未輸血過，家族中也沒有肝病患者。醫師為了調查A小姐的感染途徑，遂要求A小姐的家人及其先生予以協助。

之後，醫師從協助者的家人中抽血檢查血液，發現其丈夫S先生是HBs抗原陽性；HBe抗原也是陽性。這點意味著S先生是發揮強大感染力的帶菌者。可是S先生從未肝炎病發，是所謂的健康帶菌者（無症候性帶菌者）。

進一步檢查結果發現，S先生的母親也是帶菌者，也就可推測S先生在出生時或吃母乳時期被母親所感染，而且並不知道自己是HBV的帶菌者，透過性行為，便傳染給他最愛的妻子。

他們期待已久的新婚時期，隨著A小姐的住院而受挫，不久約於兩個月之後，A小姐精神飽滿地出院了，夫婦兩個也再度恢復到令人欣羨的新婚生活。

此即典型的「蜜月肝炎」之病例。遇到這樣的病例時，誰也怨不得，寧可說幸虧發現丈夫是帶菌者，算是不幸中的大幸了。而A小姐也因此形成HBs抗體（中和抗體），之後再也不會患B型肝炎了。據說，後來S先生定期接受肝功能檢查，進行多方面的健康管理。

此外，參加買春觀光的海外旅行，回國經過數個月後，甚多罹患B型急性肝炎的病例，此稱作「行旅肝炎」。近來因為這樣的病例甚多，故在預防上有使用保險套之必要。

B型急性肝炎發病時的臨床過程，可認定幾乎同A型肝炎時相同（圖3）。只是同屬於急性，B型肝炎較A型肝炎的症狀來得重。再說，B型急性肝炎的潛伏期比A型長，從感染至發病，需一～六個月的時間左右，一般則以三個月左右發病的例子較多。

因為臨床症狀以A型肝炎為準，故在此省略。

罹患C型急性肝炎時也是一樣，但若拿來和A型及B型相比，症狀最輕。有些人甚至毫無感覺，就此轉移為慢性肝炎，故有多加注意的必要。

劇症肝炎——高死亡率

A型、B型的急性肝炎幾乎可認定百分之百可治好，但極為偶然的情況會劇症化，尤其是B型急性肝炎或C型急性肝炎有其注意的必要。總之，急性肝炎的患者約一％會轉移為劇症肝炎。

一般而言，凡高齡者或免疫力異常者，罹患急性肝炎只怕會劇症化。

假如是普通的急性肝炎，從出現黃疸後的一個禮拜時間，發燒及疲憊感等自覺症狀應會減輕才對，但萬一黃疸出現後，仍持續高燒、食欲不振、嚴重疲憊、嘔吐感，頭痛等時，就要懷疑轉為劇症肝炎的可能了。

一旦罹患劇症肝炎，因為肝細胞廣泛的壞死，結果陷入急性肝功能不全的狀態，其中也有在數日之內死亡的情形。

雖然肝臟有強烈的重生力，但因為得了劇症肝炎時，連肝的重生力也趕不上肝細胞的廣泛破壞速度。因此急遽地顯現全身症狀而致死。

雖說劇症肝炎產生的機制詳情不明，但據推測因為病毒的急速增殖，致使身體的防衛過多以及過多的「病毒攻擊」效果適得其反，令感染肝細胞依序受破壞，才招致全面的肝細胞壞死。

所謂的急性肝功能不全症，指的是嚴重的黃疸出血傾向（鼻血、牙齦出血、皮膚斑點出血、消化管出血）、頻脈、呼吸急促、面容呆滯、肝性腦症（精神神經症狀）肝性昏睡等。

尤其是肝性昏睡，隨著劇症肝炎的進展，可分五個階段。它是因為肝臟的解毒作用急遽降低所引起的症狀，也是有害的阿摩尼亞等毒素，以未被解毒的狀態流入血液中，導致腦部、全身毒化的結果。

肝性昏睡的昏睡程度如下，由Ⅰ度至Ⅴ度為止。

•Ⅰ度……睡眠的節律（晝夜）產生倒轉，晝夜互換、失眠、白天昏昏欲睡、生活態度予人自暴自棄的感覺，心情易變等。

•Ⅱ度……分不清時、日、地，連簡單計算也做不來；有倦睡傾向，但向其搭訕還能有所反應；會出現「振翅顫慄」的情形，亦即如鳥振動翅膀般地，手不停地震動著。

•Ⅲ度……呈現嗜眠狀態，經常引起激烈地身體抖動、痙攣，也常出現「振翅顫慄」的情形。到此狀態，就連今夕何夕都分不清，也失去身在何方的理解能力，但對外來的刺激仍會張開眼睛。

•Ⅳ度……全喪失意識，只是對疼痛的刺激會起反應。另外，不時皺眉苦臉及反覆用手揮開的動作。

•V度……深陷昏睡中，對任何刺激完全沒有反應，呈現非常危險的狀態。

如上述的肝性昏睡症狀，也有時會緩慢進行，但嚴重時，一、兩天就有明顯進展。劇症肝炎的特徵，即在此喪失意識的情況。

所以，劇症肝炎的死亡率非常高，雖有胰島素、胰高血糖素的療法、血漿交換療法等治療法，但因為肝功能急速喪失，代謝發生障礙的同時，另一方面也出現急性腎功能不全、腦浮腫、感染症等併發症的時候多，故治療極為困難。

然而，近來獲救率已逐步改善，以前死亡率達八〇～九〇％，現已降至七〇％了。

慢性肝炎

B型慢性肝炎

罹患B型肝炎時，如同多數說明那樣，幾乎不會急性轉為慢性，也有移轉數％的說法，但那是外表上的症例，為了「帶菌者的急性病發」，而呈現跟急性肝炎同樣的症狀，之後留下慢性肝炎的症狀所致。

不過，在B型時感染HBV也不可否認，其中偶然地免疫功能異常，以致從急性肝炎轉為慢性肝炎。不過，大致上B型慢性肝炎，不妨認定是患者在三歲以下的幼兒期及新生兒時期，成為帶菌者所致。

但也不是在嬰幼兒期感染HBV的帶菌者，便一律病發慢性肝炎。病發者中帶菌者約占一〇～二〇%左右，其餘的人則未見特別異常，同健康人般地過日子。

以下舉例，帶菌者的歷程。

三歲以下的嬰幼兒期的人，因為免疫機構尚未完成，所以即使感染HBV，也不能識別那是異物，結果容納病毒在肝細胞內「同居」。換作是成人，則會引起免疫反應，欲排除病毒，但嬰幼兒卻無此能力，至少事關HBV還無法視為不速之客，病毒在此有機可趁的情況下，宛如以吃閒飯的食客之姿霸佔於居住環境良好的家中（肝細胞）。

免疫反應就是保持身體自己的恆常性（健康），識別跟自身組織成分相異的侵入者，也就是非自己（not self）識別，並加以排除的作用，

具體地說，非自己就是病毒、細菌、毒物、癌細胞等。身體的免疫機構只要靠入侵的蛋白組成，區別自己跟非自己。所謂的排除就是結合入侵者控制它的動態，吃掉入侵者，也包

括破壞，分解、消化、排泄等活動。

如巨噬細胞（macrophage）（大食細胞）便是名副其實吃掉入侵者。又叫「殺手——T細胞」的淋巴球會整個破壞病毒的細胞。由叫B細胞的淋巴球產生之「抗體」，會結合侵入者的特定部分而封住它的活動。此抗體由蛋白質形成，又在抗體結合的對方之特定部分叫「抗原」。抗原也是蛋白，指的不是侵入者本身，而是侵入者的某一部分（斷片）。根據身體的免疫作用，會總動員這些細胞和蛋白跟對方起反應，而起了非自己的排除作用，因而維持身體的恆常性。

再說，無法識別B型肝炎病毒的是非自己，而收容此不速之客的嬰幼兒，讓病毒在寄宿體內的狀況下成長，所以HBV才有可能在肝細胞內營生。而因為HBV不會破壞宿主細胞，所以縱使病毒寄宿於寄宿主本身，但卻無任何異常，可健康地成長，此即健康帶菌者的完美狀態。

到了接近成人時，寄宿主的免疫機構開始自覺，以前未發現HBV的存在，眼見其既不是家族的一員，但卻毫不客氣地照吃不誤家裡（細胞）的山珍海味，特別令人感到眼紅。不久又發現，這個不速之客並非簡單的食客，而還是外國的間諜，結果便通報警察或軍隊要求

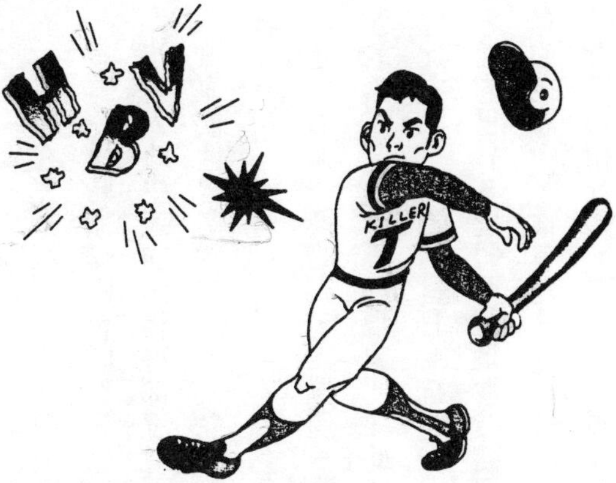

殺手—T細胞向病毒進攻

出擊，之後在外面的病毒被機動隊的警察（抗體）逮捕，而隱藏在家的病毒則由所出動的軍隊（殺手——T細胞）向其砲轟，如此欲將間諜群一掃而空，等如此的免疫反應開始發揮功能後，受HBV感染的肝細胞便受到破壞而引起肝炎。

話雖如此，但肝細胞藉助於肝臟的強大之重生力立刻被修復。所以帶菌者本人幾乎還未發覺肝炎時，此鬧劇已落幕了。雖然還不到完全排除病原毒的地步，但至少屬於活力旺盛的過激派分子「HBe抗原」已不見蹤影了。只要取締它的「HBe抗體」這個「過激派取締班」組織了起來，那病毒的積極性活動即受到壓抑。在「過激派取締班」取締得當的情況下，此叫病毒汚染區的肝臟總算保持安定了。

於此時期，進行帶菌者的血液檢查，即可發現，表示B型肝炎病毒的活潑之增殖活動而出現的HBe抗原消失，此稱為血清轉換（Seroconversion）。且經常會在十歲～二十歲左右，最慢在三十歲前產生此血清轉換，完成排除病毒的第一階段。許多帶菌者甚至未嘗發現，曾有一段時期體內有肝炎這樣的鬧劇，而照舊地過日子。

也有人終生連血清轉移都沒有，跟病毒和平共存健康地過日子。

無症候性帶菌者的八〇～九〇％，若非自然產生血清轉換，就是以健康帶菌者的姿態生活著。

產生血清轉換的人，其再過一段時間，「HBs抗原」也消失，而後再產生「HBs」抗體的第二次血清轉換現象。如此意味著病毒早已被一掃而空。

比方說，病毒的HBs抗原在間諜中也屬於高明的穩健分子＝成人的間諜。相反地，身體方面的HBs抗體可說是被授權遇到間諜時就格殺勿論的特勤部隊。因為在對抗B型肝炎病毒的抗體中，唯有HBs抗體屬於中和抗體所致。

有了中和抗體，下次遇到同樣病毒的入侵，中和抗體會立即殺死病毒，不致二度感染、發病。一般來說，「成為免疫」或「完成免疫」，意思是說有了中和抗體完成之故。

大半的HBV帶菌者，就這樣免受肝炎毒害。

可是，剩餘的一〇～二〇%帶菌者，未能如此幸運。因為從e抗原至e抗體引起的血清轉換之最初時期，也就是肝炎剛病發的時期，可能免疫力不夠，無法順利鎮壓此過激派分子（HBe抗原）意思是說，在警方及軍隊的不斷攻擊之下，過激派組織仍持續發生。

感染HBV的肝細胞，被殺手——T等有免疫功能的細胞破壞，可是病毒卻接連增殖，惡勢力一點也不衰退，受破壞的肝細胞靠肝臟自身的力量立刻恢復，總算維持保護及修復的平衡。像此狀態，維持六個月以上之久，就是慢性肝炎了。

在帶菌者中的一〇～二〇%的人左右，其肝臟從十歲至二十歲左右，會呈現如此慢性肝炎的狀態。

但同於慢性肝炎的，也初分為二。

第一是破壞的進展較慢，來得及充分修復，所以雖然肝臟發炎，但是肝細胞壞死少的肝炎，稱作「慢性持續性肝炎」「CPH」（chronic persistent hepatitis），或慢性「非活動性」肝炎，主要是說「輕度的慢性肝炎」。遇此情形，幾乎沒有自覺症狀，所以患者自身也沒有發現慢性肝炎。

第二就是破壞的規模進度高過修復力，所以在發炎的同時，是肝細胞的壞死較爲醒目的慢性肝炎，稱作「慢性活動性肝炎」，也就是「ＣＡＨ」（chronic aggressive hepatitis; chronic active hepatitis）。

根據歐洲的分類，再分為２Ａ及２Ｂ之分，「ＣＡＨ２Ａ」（ＣＨ２Ａ）是中等程度的慢性肝炎，「ＣＡＨ２Ｂ」（ＣＨ２Ｂ）則是高度的慢性肝炎。此慢性活動性肝炎，有人或多或少感到自覺的症狀，但也有人完全沒有感覺，既然沒有自覺症狀，便有可能進展至肝硬化或肝癌而遲遲未能發現，以致到時束手無策，此即是定期健康檢查不可或缺的理由。

本身是帶菌者又是慢性肝炎發病的人，姑且不論有無症狀，大多在二十歲左右進展為「輕度」的慢性肝炎，三十歲是「中度」，四十歲是「高度」的慢性肝炎時的情況多。假使始終未曾發覺，接下來迎接的恐怕就是肝硬化或肝癌了。

雖說是慢性肝炎，但也非病況一貫進行。肝炎病毒是有活動性的時期及非活動性的時期之分。

簡單地說，病毒若感到飢餓就以旺盛的食慾到處食用肝細胞，吃飽了就休息，如此周而復始，到了活動期，難免過不了免疫功能細胞的監視網，結果特勤部隊對病毒感染肝細胞的攻擊更加激烈，肝炎的病況也相對惡化了。

遇到惡化期時，有時會發燒至三七～三八度C左右，感到疲憊感或食欲不振，也有人上腹部有下垂感或嘔吐感。因為肝臟是耐性強的臟器，不易出現症狀，但實質上它很可能已受到極大的損害了。

進展至高度的慢性肝炎（CH2B）時，肝細胞壞死的範圍廣泛，膠原纖維增加，這種狀況可比為一方面間諜組織的活動更形囂張，另一方面警察或軍隊則不分青紅皂白地破壞間諜隱身的基地。結果國土呈現荒廢的狀態，到此地步，罹患肝硬化的腳步就不遠了。

C型慢性肝炎

最近，接受某一報導人士的採訪，結束了訪問主題後，彼此開始閒談，聊天的話題則是有關病毒的肝炎之內容，茲節錄當時部分談話內文，若欲對C型慢性肝炎有些認識，不妨作為參考。

「最近事關病毒的構造及機能，像分子生物學和分子遺傳學的分野等接觸甚多。因為研究工作不進則退，所以各臨床醫師學習的負擔也重。聽說C型肝炎病毒也是靠新的手法所發現……。」

「是的。應用了所謂遺傳子工學手法發現C型肝炎病毒，倒是事實。E型肝炎病毒也一樣。」

「以前雙方皆稱非A非B型肝炎嗎？」

「因為在當時只找到A型及B型的病毒而已，所以其他的肝炎病毒一律稱non-A non-B型的病毒，根據預料其中至少含有三種或更多不同的病毒，現今已判明C型、D型、E型三型，按病毒發現順序應是D型、C型、E型。在非A非B型病毒中屬於A型類型的經口感染的是E型，透過B類的血液感染的是C型、D型。」

「在非A非B型中，患者最多的是……。」

「據推測所謂的C型，在日本有一五〇萬～二〇〇萬人之多，占人口的一・五%左右，當然，C型患者於全世界到處都有，但歐美則較少見，約一%左右。至於中國、台灣、緬甸、非律賓等C型患者，約占全國人民的一〇～二〇%之多，B型肝炎也不例外，但東南亞簡直是C型肝炎的寶庫。」

「C型病毒是在非A非B型病毒中佔幾%左右，已判明以血液為媒介的非A非B型之慢性肝炎中，約九五％左右其實就是C型肝炎。」

「聽說B型肝炎是嬰幼兒時受感染的慢性化而來，C型肝炎也是這樣嗎？」

「不一樣。據說小孩中幾乎沒有C型病毒的帶菌者，C型肝炎病毒感染者大半是大人，大致上都是成人後才感染的。C型的特徵就母子感染的情況少，這點不同於B型。C型肝炎在某一程度成長且透過輸血及醫療行為感染，然後急性肝炎病發後的過程大約是六〇～七〇％的人會慢性化。」

「有沒有家族內感染呢？」

「有是有，但很少，可能不到感染者的一〇％，我認為其中夫婦間的感染占五％。」

「那麼，我們應該留意的感染途徑是輸血及醫療行為嗎？」

「那是『過去的』輸血及醫療行為，到如今因為已查驗過C型病毒的抗體，所以幾乎完全去除感染病毒的血液。又在醫療行為中，如預防接種不再重複使用注射針，故雙方的預防體制極盡完美。」

「這麼說就只剩家庭內感染？」

「但因為C型病毒的感染力弱，所以單靠日常的接觸絕對不會污染。只是血液會沾上帶菌者的器具，如剃刀、牙刷、指甲刀等的共用，即使家庭內也最好避免。另外，性行為引起的感染也有可能，只是不至於像性病那樣的感染。但應還是多加注意血液，即便是血液的醫療從事者也應如此，個人用針更要注意，至於針灸治療及刺青等，聽說最近較正派的針灸診所都使用患者的個人專用針，這樣才令人安心，假使沒有好好殺菌就反覆使用，就太危險了。而較不注意衛生方面的刺青，則更需加以注意才是。」

「你剛提到感染C型病毒急性肝炎就會病發，但不曉得有何症狀？」

「它和A型、B型的急性肝炎相同，包括疲憊感，食慾不振、消化器症狀等，只是C型急性肝炎症狀較輕。」

「這麼說，在沒有發現的狀況下就慢性化了的情況不是沒有……。」

「那就是C型肝炎令人感到恐怖的地方。反而急性症狀明顯出現的人，根治率較高，聽說C型急性肝炎患者的三〇～四〇％可完全根治。剩餘的六〇～七〇％才會轉為慢性肝炎。」

「聽說C型慢性肝炎轉移為肝硬化的人甚多？」

「又C型慢性肝炎的二〇～三〇％會惡化至肝硬化，可是一半以上的C型慢性肝炎靠干擾素療法即可治好，萬一無效則改採甘氨酸製劑療法以壓抑進度，所以無須過於害怕。」

「從C型慢性肝炎進展至肝硬化時，需費時幾年？」

「隨著感染路徑而有所不同。若是輸血感染的人快者二十年左右就肝硬化，再過五～十年後併發為肝癌，這樣的過程較多。但注射針感染時，可能因進入體內病毒量少的關係，至肝硬化時需三十年以上。」

「這麼說，為避免肝硬化及肝癌就應早點開始治療才是。」

「是的。C型肝炎經臨床治療實績，感染後越快治療，治療率越高。在此意味著，趁早探知感染便是定期健康檢查了。」

肝硬化

肝硬化是什麼？

慢性肝炎可說是身體和病毒周而復始地展開和平共存（非活動期）及鬥爭（活動期）的病症。因為肝臟是重生力強的臟器，所以一面反覆破壞（鬥爭時）及修復（和平時），另一面仍可依然存活，不受影響。假始病症不會比慢性肝炎更惡化，也可以一輩子和此病症和平共處。

但萬一修復肝細胞的破壞工作趕不上，結果肝細胞的壞死範圍廣泛，肝功能受到重大破壞，生命瀕臨危機。是故病症一旦從慢性肝炎轉至肝硬化，就有如此的危險。

肝硬化是什麼樣的病症？

簡單地說，肝硬化就是肝臟名副其實硬化的疾病，結果肝臟的表面呈現腫瘤狀凹凸不平的狀態。如果肝細胞受到破壞，一般不會立刻變成肝硬化。但若肝細胞持續受到破壞，無法正常修復時，肝組織就會起變化。

為了慢性肝炎的其他原因，肝細胞受到破壞發炎，於肝臟表面會增加膠原纖維。但另一方面為了彌補衆多死滅的肝細胞，重生機能起了作用，努力維持一樣的肝組織。可是一旦肝細胞壞死廣泛，來不及「正常」修復，導致結合肝細胞相互之間的纖維成分，代替增加想塡平肝細胞的失落等，一旦肝細胞獲得重生，它就無法照普通肝組織那樣規則排列肝細胞。結果重生的肝細胞被纖維包圍成扭曲的組織構造，此組織稱「重生結節」。這樣一來，肝臟的構造會改變，再也不能復原，如此的狀態即稱作肝硬化。

所以肝硬化的特徵除了肝細胞的壞死變性之外，還有膠原纖維增加的狀態（肝纖維症）

以及肝臟的正常構造喪失產生重生結節的狀態和漸漸擴大的情形等。

假如無重生結節，只是膠原纖維增加而已，還不算肝硬化，反過來只有結節沒有纖維化，也不算肝硬化。肝硬化是指雙方組合產生結構變化，再也不能復原的狀態。

肝硬化的原因不只是慢性肝炎而已，世界上在酒精性肝炎引的肝硬化比比皆是。其他如膽汁鬱滯、代謝異常症（威爾遜病）、血色沈著病（hemochromatosis）、藥劑之毒物中毒、寄生蟲（棲息日本的吸血蟲）、心官能不全，營養障礙等原因皆可引起，但在日本或亞洲，則以病毒性的慢性肝炎佔壓倒性的多數。

肝硬化的症狀有二，一是肝細胞障礙所引起，另一是門脈壓亢進症。從肝細胞障礙會引起黃疸、腹水、肝性腦症、低蛋白素症、出血傾向、手掌紅斑、蜘蛛狀血管腫等症狀。而由門脈壓亢進症引起的則有食道靜脈瘤、脾腫（脾臟腫瘍）等。

在這些症狀中，黃疸、腹水、脾腫此三項，自古即被當作診斷肝硬化的指標。

肝硬化初期幾乎沒有症狀，此時期稱「代償期」。至病況惡化出現黃疸及腹水的時期，改稱「非代償期」。因為代償期和非代償期的治療方針不同，所以以遵守醫師的指示為要。不管是哪種方式，凡是抑止進度方為治療的目的。

肝硬化需注意的是食道靜脈瘤、肝性腦症以及肝癌的併發症，因為它們是嚴重到會致命的程度。關於食道靜脈瘤，相信很多人知道它是某知名人士的死因。

食道靜脈瘤

食道靜脈瘤主要是伴隨肝硬化而產生的靜脈血行異常，以下簡單說明其機制。

食道靜脈瘤是指食道黏膜下的靜脈異常膨脹，呈現腫瘤狀，突出於食道內腔的狀態，此腫瘍狀膨脹的靜脈呈現樹枝或山脈狀，蛇行於食道內，但又不是食物通過那裏，所以靜脈瘤不可能膨脹到阻礙通過，是故都是毫無自覺症狀。之後，導致突發性的引起破裂，靜脈瘤一旦破裂，血液就爭先恐後地流到食道內，存在胃內，繼而吐血，且吐出驚人的大量血，致陷入休克狀態，至此則病入膏肓難以得救。

凡是中年以上的人，可能還記得「黑花朵」——風靡一世的歌手——水原弘。即是因肝硬化引起的食道靜脈瘤破裂，以致吐血，突然倒下而死去，在如此年輕的時期便結束了生命。又，說書家小圓遊、演員伴淳三郎等，莫不是如此。

以前曾是演員，現已身為大學教授的法郎克堺，也曾發生一次食道靜脈瘤破裂的吐血，所幸在倒下後處理迅速、妥當，才撿回一命，至今還精力充沛地活呢！

為何肝硬化就易形成食道靜脈瘤呢？此機制如下：

關於人體的血流，相信大家或多或少都有些認識。

首先，出自心臟的血液一方面通過大動脈的分歧，另一方面則流至全身，最後經毛細血管到各組織，而後相反地從組織逆流至毛細血管內，流進靜脈，不久匯成大靜脈的流程，再度還流至心臟，此即心臟→動脈→毛細血管→組織→毛細血管→靜脈→心臟的循環。

至此，可說是一般人所知的常識。

然而，流入腹腔內各種臟器（胃、腸、脾臟等）的血液，會經過稍微複雜的途徑，並非從各臟器單純地流入大靜脈回到心臟，它在進入大靜脈前，途中會依靠肝臟，此半途依靠的途徑即先前說明的門脈。

從腹腔內各臟器回到心臟的靜脈血，在途中被匯集到叫作門脈的一條粗的靜脈中。後來，靜脈血通過門脈流進肝臟，到了肝臟內又分歧從毛細血管進入肝組織內，再度經毛細血管漸漸合流形成一大流程集中在四、五條的肝靜脈中，此肝靜脈流入下大靜脈，由此回到心臟。

現在改由向心臟的出入為中心之觀察，情況如下：

進入肝臟的血液，首先如前所述，是從腹腔內諸臟器集中至門脈的靜脈血。還有一種是從心臟送來的肝臟特有的肝動脈之動脈血，另一方流出肝臟的血液，是從肝靜脈經下大靜脈送回心臟的靜脈血。如此進來的血液有來自門脈的靜脈血和來自肝動脈的動脈血兩種。流出的則是從肝靜脈流出的靜脈血一種，如此圍繞肝臟的血流稱門脈血行。

一旦肝硬化，此門脈血行會產生異常。

肝硬化是名副其實肝臟硬化的病。一旦肝硬化，肝臟裡擴張膠原纖維的硬組織使肝臟硬化。另外，在膠原纖維壁中產生重生結節的異常（扭曲），重生組織喪失正常構造。當然，肝臟的功能也受損，結果受到重生結節的門脈及肝靜脈所壓迫。

簡單地說，本來應從門脈流入肝臟的血液，但因為肝的受損，便難以通過肝臟，此稱作門脈血行異常。

結果，靜脈血為了躲避肝臟的通過障礙，改走還流心臟所需的旁道（脇道），醫學用語將此旁道稱「側副血行路」，越是肝臟難以通過，門脈壓便越升高，改走旁道的血流量相對增加。造成旁道不斷變粗，此種交通事故和國道塞車時，流至旁道的車子遽增，是相同的道理。

人體跟馬路不同處是，人體的旁道會擴張到異常粗大的地步。此成為旁道的靜脈，通過食道下部和胃上部，有時直腸下部的靜脈也成為旁道。通過食道的旁道（靜脈），掠過於食道黏膜下。此食道內部異常膨脹，腫瘤突出的狀態稱食道靜脈瘤。

由此可見，肝硬化越嚴重，流入旁道的血流量越增，結果靜脈瘤越肥大，等它超過極限時，遂造成靜脈瘤破裂的危險事態。

食道靜脈瘤破裂引起的出血叫「上部消化管出血」，最近已開發出防患未然的方法或更快上血之法。所以，上部消化管出血引起的死亡較以前少。

有下列五種的防止方法：

第一，使用食道氣球（氣球的一種）應急的止血急救方法。

第二，在出血部位注入硬化劑凝固的方法（食道靜脈硬化塞栓療法）。

第三，以雷射光線燒掉出血部位的止血法。

第四，開刀封閉流進食道靜脈瘤的血管，切除靜脈瘤部分的方法，（食道離斷術）。

第五，把門脈連到大靜脈造成旁道的方法（血管吻合術）。

肝癌（原發性肝細胞癌）

在肝臟致癌的（原發性）肝癌有兩種，一種是肝細胞癌，另一種是膽管細胞癌，但占壓倒多數的是肝細胞癌。原發性肝癌約八〇％被肝細胞癌所占，本書凡提到肝癌或原發性肝癌時，指的即是此原發性肝細胞。

在日本，一九九〇年的肝癌致死者超過兩萬五千三百人，是十年前的一・七五倍。肝癌很多時候是肝硬化的併發症，在日本，肝癌患者的八〇％左右併發肝硬化，而從慢性肝炎或酒精性肝障礙惡化至肝癌的病例較少。從肝硬化導致肝癌的病例則較多，很可能肝硬化患者約半數左右會併發肝癌。

話雖如此，未必肝硬化便一定會導致肝癌。如在歐美各國，雖然肝硬化的患者多，但肝癌的發生卻很少。可是在日本、亞洲諸國，肝癌的發生率卻很大。我們知道在B型肝炎的多發地區，肝癌相對地多，可見肝癌跟病毒性肝炎有密切的關係。

虎門醫院曾以一九八九年一年間入院的非A非B型慢性肝炎、肝硬化，肝癌的患者（一六一九人）之血清為對象，計測第二世代HCV抗體，得到如下結果（在此省略非A非B型慢性肝炎患者）。

在肝硬化患者中，HCV抗體陽性（也就是C型肝炎病毒感染者）的男性在二六〇人中有二一八人（八三・八％），女性則於一五〇人中有一一二人（七四・七％）。

肝癌患者在男性一五〇人中有一二五人（八三・三％），女性九〇人中有七二人（八〇・〇）是HCV抗體陽性。

是故，無論肝硬化患者或肝癌患者，八成都是C型肝炎病毒的抗體陽性性質。

可見，肝癌不只是B型肝炎而已，跟C型肝炎也有密切關係，預料今後研究人員將會解明病毒肝炎（尤其是C型肝炎）和致癌之間的機制。

肝癌在初期階段幾乎沒有症狀。

不過，一旦症狀出現時，同其他的肝病甚難分辨，如腹脹、疲憊感、倦怠、食欲不振、嘔吐感等，其他還有腹部飽脹或伴隨右上腹部的疼痛，再惡化還會有發燒的情況出現。

腹部之所以感到疼痛，主要是因隨癌細胞增殖的肝臟腫起，壓迫籠罩肝臟之被膜所致。

當肝硬化時，肝臟變硬變小，但患肝癌時，則經由癌細胞的增殖而肥大。

不同於其他癌症的是，肝癌在癌組織中含多量的血液。因為肝臟本身是像血塊那樣的臟器。所以癌細胞也含於血中增殖。這麽一來，一旦肝臟的被膜破裂，就會大量向腹部之內部出血，但不同於食道靜脈瘤的破裂，外表難以看出。

雖然肝癌的治療法有進步，但獲救率還相差甚遠。不光是肝硬化或慢性肝炎患者，我認為凡是過去得過病毒肝炎的人，也應定期接受檢查為宜。

第三章

B型慢性肝炎的治療

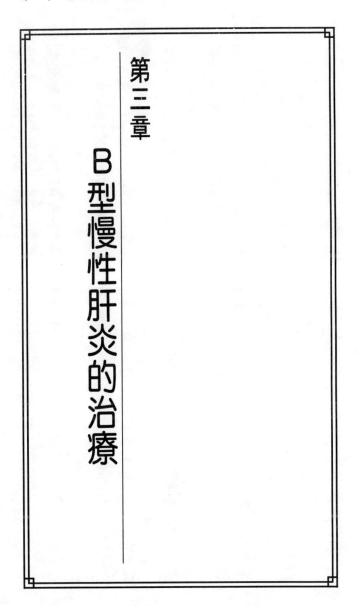

各種治療法——從類固醇療法到抗病毒藥劑療法

慢性肝炎患者的療養生活有三大要項：基本上以靜養、飲食、藥物療法為主。這是自古不變的方法，也不限於B型而已。而是任何肝炎皆是如此。雖有比重上的不同，但大致上皆是如此。

近年來有很大轉變的是：藥物療法。尤其是關於病毒肝炎，拜病毒生態的解明之賜，人們期待抗病毒藥劑的開發，像干擾素的臨床應用也算是成果之一。

幾乎所有的病毒肝炎都可說是一種免疫疾患，並非病毒單方面的病症所引起，而是被病毒寄生身體的免疫反應，使本身成為病變的原因之方面甚強。尤其是B型慢性肝炎的情況更強烈。簡單地說，是欲排除異物（病毒）的免疫功能，而傷害了自身（肝細胞）。

像B型慢性肝炎，從它是寄生主的幼年時代開始，不認為病毒是異物（非自己）而收容它當食客，成立了免疫寬容狀態，等於說在那其間，人體把病毒當作自己的成分之一看待，後來隨著身體方面的免疫功能成熟，才改把病毒當成攻擊對象。因此，站在另一觀點而言，不得不說B型慢性肝炎簡直像自我免疫疾患一樣。事實上，殺手——T細胞（淋巴球）的免疫功能細胞，為了排除病毒，會破壞感染病毒的自己之肝細胞，結果成為肝炎的炎症之因。所以針對如此的局面而言，就毫無疑問呈現自我疾患。

不過，破壞肝細胞的目的，始終是要破壞在內部增殖中的病毒，後來感染病毒的肝細胞受破壞，便從內部向病毒粒子合成途中的病毒素材，血中放射中和抗體（HBs抗體）以及巨噬細胞（大食細胞）處理此病。後來向病毒的MRNA（先驅者（messanger））取作用的干擾素已參與處理，等於說群策群力「殺戮」感染肝細胞的病毒。

本來，這樣做應不成問題，因為肝臟的本錢是其旺盛的重生力，所以對此臟器一小部的肝細胞破壞不看在眼裡，即可輕易重生、修復。所以此種程度粗暴的「病毒排除作戰」也難不倒它。問題多半是出在患者本人的肝臟重生力，或是免疫力及重生力的平衡所致。

拿國家作比喻，也許可比作軍事力及經濟力的平衡，免疫力是軍事力，重生力則是經濟力。

萬一B型慢性肝炎患者只有免疫力，（排除病毒能力）而已，重生力追不上它的話，此狀況相當於只是單方面在戰場的破壞先行，而國土的重建則遲遲無所進展的狀態一樣。結果國土一片荒涼，此荒涼的國土以肝臟而言。相當於細胞壞死或纖維化。

相反地，免疫力比重生力弱時，雖國土的破壞不再，但因為敵軍（病毒）的勢力依舊，所以離根本的解決路途仍遠，假使可以為此完全和平共存，也就無此問題。然一旦病發（軍事衝突），那樣的可能性寥寥無幾，等病毒擴大它的勢力，身體便會發動排除病毒的勢力，斷續地維持戰鬥，不久年紀一大，重生力衰退，病毒的勢力反而增強，結果免疫部隊的出動次數增加，這樣一來，重生力及免疫力的平衡逆轉，呈現如上述一般的破壞先行，再建延遲的狀態，國土又是一片荒涼。

那些慢性肝炎惡化的人，可能是其免疫力（病毒排除能力）和重生力（肝組織重生能力）平衡不了，如果雙方取得正常平衡，就像大半（八〇％左右）的人那樣，在免疫能力成熟，成長過程的某一時期，在體內平衡良好的進行破壞及再生工作，自然而然結束血清的轉換，或完全不病發也不破壞。

所以，治療B型慢性肝炎的課題，一般地說，在於如何一面維持肝臟的重生力，一面還把病毒一掃而空這點。

靜養及飲食是維持肝臟重生力所不可或缺的事，且有利於提高免疫力。

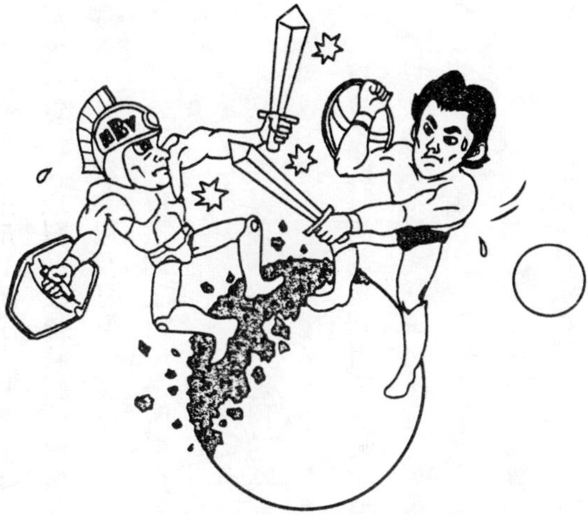

免疫力及重生力的平衡很重要

至於靜養必須配合患者當時的狀態（需參考氨基轉乙酶數據等），也有緩和運動限制的必要。因為肝炎有它的週期，所以無經常安靜躺睡的必要，再說慢性肝炎患者也是社會的一份子，故社會生活及家庭生活的顧慮，也是醫師的任務。

醫師面對患者，多半只想到如何治好它的病而已，當然，這也是最低必要的條件，可是不容忽視的一點是，本來的目的不是恢復健康本身，而是為了度過理想人生，過著有意義的社會生活及幸福的家庭生活才治療病症的。

接著，跟靜養及飲食相提並論的是：第三藥劑療法。

凡是到醫院檢查的人，大多有肝炎的自覺

症狀，或在檢查中被指出肝功能異常的情況占大部分，所以大多肝臟有某種障礙。

那麼肝臟用劑的所謂之肝庇護療法，就是透過補償塡充那有障礙的肝臟失去的生理面之活性物質，藉以幫助改善肝臟的代謝機能。肝臟用劑是在實驗上證實有用的藥劑，包括肝臟浸膏、肝水解物以及甘氨酸製劑等，只是甘氨酸製劑也被高估為免疫賦活劑。

成為藥物療法的主角，是所謂實施原因療法所需的藥物，也就是抗病毒劑及免疫賦活劑等。

抗病毒劑是向病毒增殖過程的某部分起作用，仰制它的增殖是主要的意圖。具體地說，會使用α干擾素、β干擾素，像是A（Ara—A）也是以抗病毒劑的效果而知名。

至於免疫賦活劑是利用免疫賦活現象排除感染病毒的肝細胞，具有代表性是類固醇藥劑（副腎皮質荷爾蒙），此外，還可列舉前述的甘氨酸製劑（強力Neo Minofargen＝SNMC）、OK－432（Pysivanyl）、Sianidanoles等。

以下說明的是意圖根治B型慢性肝炎的原因療法，也是透過我個人的診療經驗所選的類固醇劑、干擾素、甘氨酸製劑等有關實例。

類固醇脫離療法

當肝炎的治療藥開始臨床應用類固醇劑的是於一九五〇年以後的事。因為成為發現B型肝炎病毒契機的是：澳洲抗原的發現（由布朗・勃格博士所發現），那是一九六五年的事，所以早在發現病毒以前就已在使用類固醇劑了。

本來，類固醇藥劑最初用於治劇症肝炎，但不久後發現它對拖延黃疸或類狼瘡（lupoid）肝炎（又稱活動性慢性肝炎的自我免疫疾患）也有效果。後來，為鎮壓慢性肝炎的炎症而予以使用。

類固醇藥劑分別有「抗炎症作用」及「免疫抑制作用」，但患肝炎時，免疫抑制＝炎症鎮靜化，故結果一樣。實際上可說抗炎症效果受到重視。

具有代表性的使用法是「類固醇長期間歇療法」，針對反覆惡化（病毒活動期）及寬解（鎮靜期）的B型慢性肝炎，為了壓抑惡化期的肝臟炎症而使用。

遇到病毒活動期時，肝細胞多數被破壞，活躍於肝臟的酵素，尤其是氨轉移酵素（GO

T、GPT）會流出血液中，此意味著肝功能異常，同時肝臟炎症的程度不輕，長此以來，肝臟表面的膠原纖維增加，導致肝臟變硬，萬一進一步產生重生結節，就變成修復完全更無望的肝硬化了。為避免產生如此的僵局，需鎮住炎症，使用類固醇藥劑。

為此採取的類固醇藥，需長期每次投予少量的藥劑，待肝功能恢復正常後才逐漸減少藥量，選一個適當時期技巧停止的正統使用法，就是類固醇長期間歇療法。

不過，這樣是無法根治慢性肝炎的，因為它只是一種對症療法，不是驅逐病毒本身的病因療法，所以這樣的方法，難免給予病毒生存的機會，到了惡化期又固態復萌，重複如此無謂的動作而得不到解決，自然因此而轉變成慢性肝炎。「肝炎若治不了，一輩子會常相隨」此為深植人心的一般想法，

筆者於一九七九年曾向日本肝臟學會建議「類固醇脫離療法」，雖然同樣是使用類固醇藥，但卻是完全不同的療法。

我是在一九七七年發現給我類固醇脫離療法的暗示之病症。

當時，針對B型肝炎還在解明病理的詳情中，好不容易知道了「B型肝炎的過程，有e抗原陽性的時期及e抗體陽性的時期，在前者的時期，肝炎的活動性大，病況容易進展」。

我實際開始採用類固醇脫離療法，也向學會建議，並非是在理論上探究此療法的作用機制之結果，而是臨床觀察帶來的知識。

那是根據開始內服病毒劑↓停止（脫離）↓氨轉移酵素的再上升（重回〔Rebound〕）e抗原消失（陰性化）↓e抗體的出現（陽性化）。此一連串的過程，的確產生所謂的經驗面知識，才開始採用病毒脫離療法。此要點依據的是停止服用類固醇劑的行為，跟氨轉移酵素的再上升↓e抗原的消失之現象間，有密切關係。

不久，隨著病症的反反覆覆，我才想到這不是等於「使慢性肝炎急性肝炎化」等。

衆所周知，急性肝炎會完全治癒，稱作流行性肝炎的A型肝炎是不消多說，即連稱作血清肝炎的B型肝炎也不例外，凡是急性肝炎都能根治，這是我們所熟知的。

罹患急性肝炎時，一旦黃疸出現即減輕症狀，但黃疸快出現不久前，氨轉移酵素的上升達到巔峰，數值至二〇〇〇～三〇〇〇單位為止，此意味肝細胞的破壞急遽而廣泛，但就因此，急性肝炎才能根治，不是嗎？把感染病毒的肝細胞一下子冲洗得乾乾淨淨，病毒才消失得無影無蹤而形成中和抗體，至此方能根治。

免疫功能成熟的健康人，感染B型肝炎病毒時，縱然把受感染的肝細胞一下子破壞、洗淨，然肝臟擁有立刻修復的重生力。想到此可解釋為因為身體懂得破壞及再生力的平衡，才敢安心拋棄受病毒感染的肝細胞。

慢性肝炎即使在惡化期，它的氨轉移酵素值比急性肝炎低一位數。若說急性肝炎就是跟病毒的「全面戰爭」，那麼慢性肝炎的惡化期只不過是「局部戰」而已，所以我總覺得干擾素脫離療法就靠某種機制把「局部戰」引向「全面戰爭」總力戰的療法。

那麼所謂的某種機制到底為何？說實話至今仍詳情不明。

根據B型慢性肝炎的自然過程，雖然引起好幾次的急性惡化期，每一次都產生氨轉移酵素的上升，但不知為何？e抗原總是難以消失，只有投藥、停止類固醇之後，隨著氨轉移酵素的再上升（重回），e抗原才容易消失。此即為什麼？

在現時段難以回答此疑問，首先為了確認在身體內的B型肝炎病毒和肝細胞間的相互作用，難以在試管（試驗管、培養容器內）實驗。而在B型肝炎病毒的局面時，尚未培養肝細胞的增殖與成功。然我們不妨如此想像。

在自然過程中的B型慢性肝炎，預料HB病毒會在肝臟中支離破碎、不規則的增殖，這也是病毒的巧妙處，身體方面只在病毒進入增殖期的部位，引起免疫反應，等於是靠「局部戰」打擊病毒，此即自然過程中的急性惡化期。

相反地，類固醇的投予等於人工壓抑免疫反應，身體的監視機構鬆弛，連帶使睡眠中的其他HB病毒甦醒，在肝臟內一起開始增殖，那是說病毒一起進入同樣的增殖時期。遇到病毒「向右看齊」的時期，中斷投予類固醇（脫離），身體方面的免疫機構一起開始工作，等於開始「總攻擊」，亦即「局部戰」改為「全面戰爭」。結果以類固醇停止後的氨轉移酵素再上升表態。此結果雖然沒有急性肝炎的旺盛，但活動力旺盛的HB病毒和受病毒感染的肝細胞一掃而空，e抗原才會消失——我現在是這樣的想像。

類固醇脫離療法的適應條件

類固醇脫離療法不是為了類固醇劑「壓抑免疫＝鎮靜炎症化」的使用，而是誘導了投藥中止後的「免疫賦活現象」而使用，所以投藥的時機成為最重要的關鍵。

以下說明進一步成為類固醇脫離療法的前提。

類固醇脫離療法就是說凡是B型慢性肝炎的任何病症，皆可適用，也有不適於此療法的禁忌病例，尤其是遇到如下的情況時最好免用類固醇脫離療法，而改用其他療法。

・肝硬化的病例。

・有黃疸的病例（包含過去有過黃疸的病例）。

・AFT（α—中胎蛋白〔α—fetoprotein〕）值高的病例。

・GOP值高於GPT值的病例。

・氨轉移酵素的再上升（重回）太快之病例。

於肝硬化或黃疸的病症時，顯然有害的膽紅素之排泄能力異常，所以導致肝臟和病毒「全面戰爭」（慢性肝炎的急性肝炎化，亦即急性惡化），故膽固醇脫離療法較不適合，尤其是肝硬化是肝臟的預備能力減少，所以較危險。

AFP顯示高值時，有肝癌的可能性，萬一並非肝癌，AFP異常仍意味著肝炎的急性惡化，只怕會絕症化，故最好避免。

GOT值高於GPT值的情況多的是，氨轉移酵素的再上升不斷，使急性惡化絕症化的病例多。通常，肝硬化後，GOT會高於GPT，又像膽汁鬱滯症（黃疸）及肝癌也莫不如此。再說，一般健康人的GOT還是較高。

至於氨轉移酵素的再度上升太快之病症，是指類固醇脫離療法開始後投下類固醇藥劑四十㎎（每日維持）持續一個禮拜左右，接著減量為三十㎎，而氨轉移酵素早已再度上升之例。如此的狀況如果放任不管，只怕會絕症化。所以遇此情況時，必須停止類固醇脫離療法，先把投藥量增量至六十㎎，而後需改為從前的類固醇長期療法，這時須一方面壓抑肝臟的炎症，另一方面減少服用量。

唯有不適於以上的禁忌症例，Ｂ型慢性肝炎才會成為類固醇脫離療法的適應例，但針對那些適應例，也有幾個適應條件為前提，並以此成為實施類固醇脫離療法的重要判斷基準（適應條件）。

・ｅ抗原持續呈現陽性的慢性肝炎，是經過長期（最好一年以上）的過程觀察之結果，即使氨轉移酵素變動，ｅ抗原依舊不消失的例症。

・透過腹腔鏡，肝活體檢視，確認慢性活動性肝炎的跡象。

・ＧＰＴ值經常高於ＧＯＴ值，（GPT>GOT）的病例。一般地說，慢性肝炎的全部過程以ＧＰＴ爲優先推移的時候多。像急性肝炎最爲顯著，ＧＰＴ明顯地高。如前所述，ＧＰＴ可以說幾乎只在肝臟存在的氨基移轉酶中。

・總膽紅素正常值的病例。

一概滿足以上的條件之病症，才能成爲類固醇脫離療法的對象。

為了有效實施此療法，如最初所述的時機很重要。凡在觀察過程中，掌握到良機，最好立刻進入類固醇脫離療法，雖然獲得e抗原的消失（陰性化）之可能性高。而所謂的良機包括──

①氨基移轉酶充分的上升，具體地說，GPT顯示二〇〇以上的數值。

②氨基移轉酶有上升傾向，即使GPT値高，假使過了顛峰期，開始走下坡，那就不是良機。

此才是最合適的條件。

GOT、GPT經過緊急檢查，當日即可得知數值，所以只要條件符合，當日就開始類固醇脫離療法。

干擾素療法

干擾素（interferon）就是抗病毒藥劑。

本來干擾素就是從身體分泌的物質，因有抗病毒作用才使用為藥劑。嚴格地說，抗病毒藥劑也非干擾素直接打擊、破壞病毒，而是干擾素細胞抗病毒性。

關於干擾素本身，容後在第五章「C型慢性肝炎的治療方法」說明，成為治療藥的干擾素，對B型肝炎也有固定的治療效果。雖然它對病毒的攻擊作用是間接的，但若投予干擾素，病毒就實際受到攻擊（增殖受阻礙），結果，體內的病毒量遂因此而減少。

我們連同膽固醇脫離療法，也實施干擾素療法，干擾素療法的推進方式當然不同於膽固醇脫離療法。

以下分為A群、B群、說明它的治療成績。

（A群）短期內（四週間）連日大量投藥，干擾素療法的治療情況

此時，干擾素投藥的開始時期，成為問題。

在打擊病毒的含意上，干擾素的作用比類固醇直接的多。所以，只投下干擾素，病毒量則的確會減少，但不一定e抗原消失，所以為了有效引出干擾素的作用，還是要考慮開始投藥。

使用干擾素最有效果的時期，還是慢性肝炎的活動期，所謂的活動期是寄生主題想排除病毒之「鬥爭」的時期，也是急性惡化期。

在類固醇脫離療法時，產生急性惡化的現象，顯示在氨基移轉酶的上升期開始注射，目的是保留免疫的反擊力，但換了干擾素療法時，會產生強烈的急性惡化，過了巔峰之後，被列為最好時機，所謂強烈的急性惡化，等於寄生主題方面異乎尋常激烈戰鬥的結果，產生氨基移轉酶急速上升的現象，至於巔峰後的時期，在病毒方面，e抗原價或DNA聚合酶（polymerase）降低，相當於病毒所謂的衰弱時期。把這樣的「作戰疲勞衰弱」病毒，使用抗病毒劑的干擾素打擊它，即成為最有效的使用方法。

以如此的使用方法實施干擾素四個禮拜（二八日），連日大量的注射療法之病例，共有e抗原陽性的B型慢性肝炎四一例。

干擾素的具體之（注射）使用量，假如α干擾素時，每日注射量六〇〇萬單位為基本。β干擾素時，首日注射三〇〇萬單位，二～七日為止是六〇〇萬單位，八～二八日是三〇〇萬單位。

以如此的方法治療，計四一例，訂為A群。

所示。針對A群全部的例子結束後，二八日間的干擾素注射之結果，e抗原的陰性化率如圖4

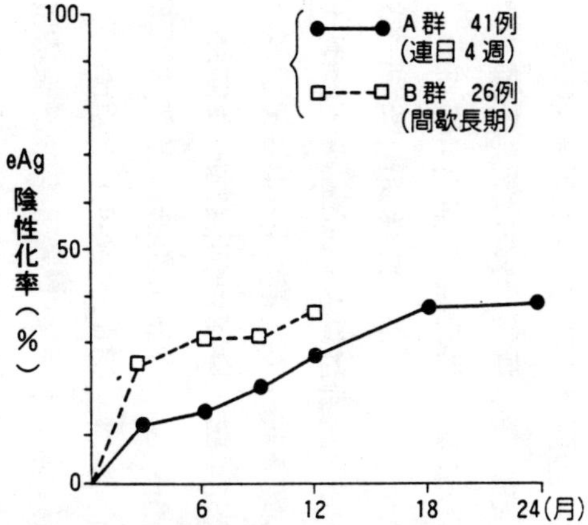

圖4　採取干擾素療法的e抗原陰性化率

（B群）間歇注射的干擾素療法

以間歇注射療法治療的例症，也跟A群相同，e抗原陽性的B型慢性肝炎有二六例。

干擾素具體的注射法是：α及β干擾素每週兩次（或每週三次）的間歇注射，長期的注射量在α干擾素時為每日六〇〇萬單位，β干擾素時則為每日三〇〇萬單位。治療期間最短的為四週，最長則長達三十個月，平均需七～八個月左右。

以此方法治療的二六例，訂為B群。B群的e抗原陰性化率如圖4。

以上的A群及B群相比之下，在連日注射干擾素的四一例A群中，六個月後的e抗原之陰性化率約占一四・一%，一年後＝二四・四%，另一方面，B群的二六例中，六個月後＝三〇・七%，一年後＝三四・六%，可見後者高於前者。我們發現：每週二～三次的間歇注射每日注射的效果約高出一〇%左右。

而且還證明間歇注射法不但e抗原陰性化率高，在其他方面也B群優於A群。

第一，連日注射時，於結束後氨基移轉酶的再上升之頻率高，結果e抗原陰性化的病例多，不過，持續保持陽性的病例（失敗例）也不少，這麽一來，雖然只是暫時性的，但使肝炎惡化所以毫無意義。

相反地，在間接注射時，無論e抗原陰性化病例或非陰性化病例，都幾乎看不出氨基移轉酶的現象，那是說引起肝臟病變短暫惡化的可能性不大。

第二，伴隨治療副作用的問題，假如連日注射干擾素，血小板以及白血球必定減少。如果快速進行，遂只好放棄治療了。

間歇注射（尤其每週兩次）時，無論血小板或白血球減少，顯然還算輕微。血小板（正常值是一立方毫米約一五萬～三八萬）即使在治療前，也是十萬左右。如果是間歇注射，還可維續。

這點暗示，若是每週兩次的間歇注射法，即使針對接近肝硬化的慢性肝炎。也暗示成為有效的治療法。

後來，實際治療肝硬化（而且是e抗原陽性的進行性）的治療，應用每週兩次間歇注射干擾素的治療法。結果沒有什麼明顯的副作用，而且以驚人的高比率使e抗原呈陰性化，結果比率至六個月後高達＝五三・八％，一年後＝六〇％，一年半後＝八〇％。

每週兩次注射干擾素的間歇療法，是最有效也是最安全的使用方法。且廣泛應用於B型慢性肝炎的從最輕之病症，至肝硬化的程度皆包含在內。

只是單靠干擾素企圖使慢性肝硬化的e抗原陰性化時，其陰性化率顯然比類固醇脫離療法低。

採取類固醇脫離療法的e抗原陰性化率是三個月後＝二八・二％、六月後＝三三・〇％、一年後＝六〇・四％、兩年後＝六一・四％（為了參考列舉，三年後＝六七・九％、五年後＝七二・〇％）。

相對地，同樣注射四個禮拜，每天連續注射干擾素，三個月後＝一二・二、六個月後＝

一四・一、一年後＝二四・四％，兩年後＝三四・一％。

至於注射期間平均注射治療七、八月間的干擾素間歇注射療法，雖然難以比較，但還是列舉數字以作參考。從治療經過到三個月後＝二六・九％、六個月後＝三〇・七％、一年後＝三四・六％無論如何，皆難以否定類固醇脫離療法的優勢。

日本國內衆多的醫療設施，研究設施之發表的報告說：干擾素療法對e抗原陽性的B型慢性肝炎之治療有效，但它的e抗原陰性化率從一〇～六〇％，因設施而有相當大的差距，故無固定的見解。

關於不能實施類固醇脫離療法的禁忌例症，前已說明過，同樣干擾素療法在以下的情況時不適用：

・肝預備能力惡化之病例。

・血小板顯著減少之病例。

類固醇脫離、干擾素併用療法

另一方面即使是類固醇脫離療法，e抗原陰性化率仍然以七〇%左右為限，若要還升至更大的治療效果，還要找某種新的方法。

所以，我們著手實施類固醇脫離、干擾素併用療法，至於注射干擾素的時期，是採用類固醇脫離療法，經過寄生主題的免疫反應「病毒弱化後」，也就是靠干擾素療法補強類固醇脫離法的高效果之方式。

拿併用療法的結果跟類固醇脫離（單獨）療法相比，即出現如下差距。

①類固醇脫離、干擾素併用療法的e抗原陰性化率，是從停止投藥到三個月後＝六二・九%，六個月後＝六〇・〇%。

②類固醇脫離（單獨）療法中，e抗原陰性化率是從中止投藥到三個月後＝二八・三%、六個月後＝三三・〇%。

此點暗示只要採用併用療法，e抗原消失比類固醇脫離（單獨）療法快許多。

但併用療法也有些問題，一方面類固醇脫離療法單靠身體的自然反應就能排除病毒，但另一方面類固醇脫離，干擾素併用療法，如果不是藉干擾素停止那種自然反應，就是跟自然反應逆道而行的力量抑制病毒使e抗原陰性化，所以在抗原一旦陰性化的病症中，若停止注射干擾素時，即難以否定e抗原重現。

可見干擾素的使用問題值得檢討。

甘氨酸（glycyl-glycine）製劑療法

所謂的甘氨酸是中藥的「甘草」中抽出的成分，以此甘氨酸為主成分的藥，就是甘氨酸製劑，具體而言，即是「強力明發健C（Neo-Minophagen C）」（SNMC），亦即以壓抑肝炎之炎症的作用為人所知。

雖然並非SNMC具有像干擾素那樣直接阻礙增殖的抗病毒作用，但卻有強化肝細胞膜的作用。可認定避免受到感染肝細胞破壞的保護作用。又根據最近的報告說，SNMC有導致干擾素的作用。

因為對肝炎使用氨基移轉酶，會急速降低，所以它是常用於治療慢性肝炎的藥劑之一。

雖然並非毫無副作用，但極少出現。類固醇劑或干擾素等用於肝炎絕症化時，較常見副作用，故有些時候不能使用此兩種藥，如SNMC亦有出現副作用的可能。另外，當遇到靠

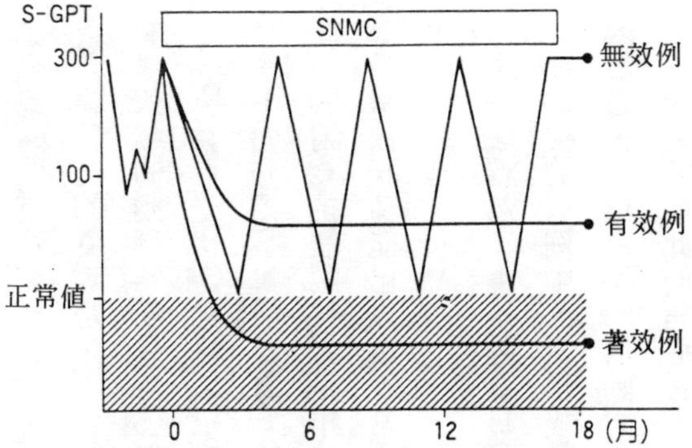

圖5　甘氨酸製劑療法的效果判定基準

類固醇或干擾素鎮靜肝炎不充分的例症時，SNMC有時會見效。

針對使用SNMC的病例一九例中，判定治療效果如下。

這些病症一律是e抗原陽性的B型慢性肝炎，是反覆GPT一〇〇以上的病例。以下是注射SNMC一年以上的結果判定。

治療效果的判定基準有三，於SNMC注射後，①GPT成為正常值持續一年以上的病例為「藥效顯著」，②GPT降至一〇〇以下，持續一年以上的為「有效」，③其他的病例為「無效」（圖5）。

將一九例按SNMC的注射量分為兩群。

第一群是每日注射四〇ml，合計一四例。第二群是每日注射一〇〇ml，合計五例。

在第一群的藥效中，「著效」的有五例（三五・八％），有效的有一例（七・一％），「無效」的有八例（五七・一％）。

第二群的藥效是，「著效」的有兩例（四〇・〇％）「有效」的一例（二〇・〇％）「無效」的兩例（四〇・〇％）。

單看百分比，每日大量投射一〇〇ml的一群，效果較高。

下面介紹SNMC對e抗體陽性的B型慢性肝炎之治療效果。

所謂e抗體陽性就是早已經過e抗原消失↓e抗體出現的轉體之肝炎。按照一般情形，很多時候肝功能已恢復正常而穩定，但有的病例雖是e抗體陽性，氨基移轉酶卻顯示異常值。

一般認為，這是因為HB病毒透過突然異變轉為「e抗原非分泌型」所致。但無論如何，在這樣的病例中，氨基移轉酶超過一〇〇單位以上（有時高達三〇〇單位左右）。同時，因為DNA聚合酶的活動力大，無法看出病毒仍不斷增殖。

若對於如此的病症長期注射類固醇劑，不但不能鎮靜肝炎，反而使e抗體價低下，而氨基移轉酶上升使肝炎惡化的情況多。

所以，我們對e抗體陽性的B型慢性肝炎之病症的二六例，大量注射SNMC，每日一〇〇ml，意圖鎮靜肝炎。

將其治療效果依據GPT的數値分為「著效」「有效」「無效」三階段，結果判定基準與前述同。

在合計二六例中，「著效」的有一三例（五〇・〇%）「有效」的占七例（二六・九%），無效則有六例（二三・一%）。

由此結果，不難看出治療e抗體陽性的B型慢性活動性肝炎，以甘氨酸製劑的大量療法有效。

第四章

何謂C型慢性肝炎

為肝硬化、肝癌的有力病因

如前所述，一向被稱為非A非B型肝炎的慢性肝炎（約百分之九十以上），其實就是C型肝炎。

C型肝炎正如第二章所敍述一樣，是透過HCV（C型肝炎病毒）與叫做RNA病毒的感染而病發。有關它的感染途徑容後再述，但它與B型肝炎一樣主要由血液媒介感染病毒，不像A型肝炎經口感染。

跟B型肝炎比較起來，C型肝炎的血中病毒量才一萬分之一到一千分之一要少了許多，因此感染力也較弱。儘管如此，B型肝炎卻不會從急性肝炎慢性化，但相對的C型肝炎就由急性肝炎進展為慢性肝炎的可能性，這必須加以注意。據說感染C型肝炎的人，有百分之六十～七十在急性肝炎穩定一段時間以後，也會成為HCV帶原者（帶病毒者）。結果帶原者量逐漸增多，遲早病發成為慢性肝炎。

至於為什麼C型肝炎容易慢性化？箇中緣由詳情不明。

因為C型肝炎病毒的本態到如今尚未完全解明，所以正確情況不明，據揣測這是由於C型肝炎病毒，具有專找人體防禦反應（免疫）系統漏洞的性質。它的感染力弱，病毒量又少，反而使受侵入這方的身體防禦反應「掉以輕心」。再說C型肝炎病毒成為容易異變的RNA（遺傳子）病毒，也使身體受侵這一方面不易攔截住侵入者。

不論如何，要解明C型肝炎慢性化的機制，可成為留待今後研究的課題之一。

C型肝炎的可怕，還不止是會從急性轉化成慢性這點而已。更要提高警覺的是它會從C型慢性肝炎進展到肝硬化，肝癌的病例非常多。

在一般人單純的想法都覺得「肝癌比肝硬化更恐怖」，但是以「奪取生命維續不可欠缺的肝功能」這樣的含意看來，肝硬化同樣是種致命的病症，絕不可等閒視之，而且肝硬化的患者，進一步併發肝癌的可能性很大。

雖然也有從慢性肝炎一下子進展到肝癌的病例，不過大多數的情況都是循著慢性肝炎↓肝硬化↓肝癌的途徑進展。眼見肝癌死亡者約百分之九十是合併肝硬化這件事實，不難看出肝硬化與肝癌的密切關係。

根據日本的死亡統計，肝硬化與肝癌引起的死亡數合併計算起來，幾乎相當於胃癌所引起的死亡數，追根究柢，不論肝硬化或是肝癌全都是由慢性肝炎產生，在這含意上，慢性肝炎確是應該警戒在心的病症。

其次需要研究的是先進諸國中日本屬於肝疾患多發國，只要看肝疾患死亡人數，多達美國的三倍，英國的五倍便可明瞭。這固然是因為日本位於亞洲肝炎病毒多發地帶位置的關係，有其不得已的一面，但日本既是世界上平均壽命最高的長壽國，應該更要粹集現代醫學精髓，盡全力撲滅肝疾患病症。

現在的問題是HCV帶菌者一旦慢性肝炎病發的情況，是否會不藥而癒呢？（此現象稱為自然寛解）。以我們虎門醫院長達二十年的追蹤病例過程約二百例，其中只有百分之五會自然寛解。其餘的百分之九十五，一旦罹患慢性肝炎就不會自然痊癒。在無法治癒的患者中，有百分之二十～三十轉化成肝硬化。

根據統計，肝硬化引起的死亡人數年年增加。例如，一九八〇年是一萬六千人，一九八八年就增加為二萬三千人。

值得我們深入探討的問題，是有關肝硬化的內容。本來，肝硬化可分為由B型肝炎病毒引起的B型肝硬化，以及非A非B型肝炎病毒引起的非A非B型肝硬化。到一九八〇年為止

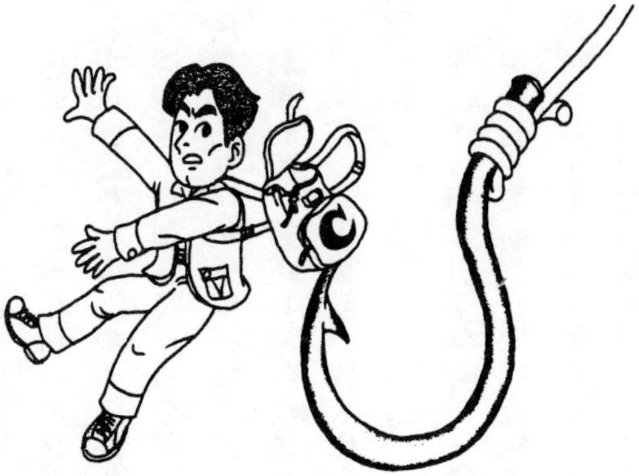

從C型肝炎進展到肝硬化、肝癌的危險性極高

肝硬化的病例中，B型肝硬化與非A非B型肝硬化呈現一比一的比率，但不久增加為一比四，在一九八八年更轉為一比九，亦即非A非B型肝硬化的比率激增。

這件事顯示出B型肝炎雖有減少的傾向，但與非A非B型肝炎（實質上就是C型肝炎）急劇增加現象有關。

相對於非A非B型肝炎的增加，不止是肝硬化的死亡數增加。肝癌的死亡數也同樣增加。

例如，在一九八〇年肝癌的死亡數為一萬四千五百人，到了一九八八年增為二萬三千人。再到一九九〇年時已超過二萬五千三百人。這比起十年前的統計數據已增加百分之七十五。

針對特定的年齡層集團為對象大規模長期觀

察統計，結果發現肝硬化與肝癌引起的死亡數，從肝硬化巔峰時期延遲五年才出現肝癌的巔峰。這數據顯示，兩者的增減以每五年的間隔幾乎正確的對應。

由此可見，肝硬化與肝癌是有密切關連性的病症。這樣的事實，在某種方面，可判讀為隨著現代肝硬化治療進步使肝硬化患者壽命延長的結果，相對的也可能使肝癌增加。

據推測，C型肝炎比B型肝炎致癌性特強。有一說認為，C型肝炎的病毒比起B型肝炎的病毒大約在一半感染持續期間，致癌性高達四倍。

簡單的說，假定B型肝炎患者從感染期到三十年後只有一人罹患癌症，那麼C型肝炎患者從感染到十五年後就有四人併發癌症的可能性。但作者要特別聲明，這個說法並不是虎門醫院確認過的數字。

衆所周知B型肝炎病毒是一種腫瘍病毒。如果是B型肝炎引起的肝癌，會在癌細胞的DNA中以高比率同化B型肝炎病毒的DNA（integration同化作用）。至於C型肝炎病毒的情形而言，情況還未解明到那種程度，但猜測確是以某種方式與致癌機制相關。

因此無論如何都要有心理準備，當C型肝炎增加期間，肝癌也相對增加。

C型肝炎病毒的感染途徑——輸血與醫療行為為兩大要因

一九九〇年九月，出現美國愛德恩・O・蕭華逝世的報導，當時所有的媒體都撰文追悼這位有力親日的美籍人士。許多人應該都還記得他的死因正是肝硬化。

蕭華先生在美國也是著名的日本研究家，著有許多有關日本的著作。於二次大戰時曾參與美國政府的對日戰略和政策籌劃，當時留下一則軼事是美國政府選擇京都為原子彈投下地點之一，幸賴蕭華先生極力爭取，甚至聲淚俱下，懇求排除具有衆多歷史古蹟的京都在投落候補地之外。大家都知道其妻為日本人。

蕭華先生從一九六一年到一九六六年擔任駐日美國大使職務，在任職期間於一九六四年三月二十四日，被一名精神障礙的少年刺傷腿部而住院。在接受輸血時，感染C型肝炎病毒（HCV）。

之後，雖回復健康，並在一九六六年七月卸除大使職位回到哈佛大學任教。但是，觀察C型肝炎的過程便可知其晚年時慢性肝炎已進展為肝硬化。終於在一九九〇年九月溘然長逝。

蕭華先生的情況，就是從HCV感染算起二十六年後才因肝硬化而死亡。

類似這樣的狀況可知，輸血就是C型肝炎最明確的感染途徑。據推測一般日本人罹患C型肝炎，約有百分之四十是「過去」輸血行為引起的感染。這裡刻意強調「過去」，是因為日本從一九八九年十一月起，搶先世界各國針對輸血用液開始有關HCV抗體篩檢的舉動所致。因此，可說在一九九〇年以後，因輸血感染C型肝炎的可能性便大幅減少。

但是，在此之前接受輸血的人就有感染C型肝炎的可能性。再說，HCV感染者大約百分之四十經由輸血感染的過程，據推斷有如下的情況。

日本全國紅十字血液中心，為預防輸血後C型肝炎，從一九八九年實施HCV抗體篩檢工作。在檢查結果中發現，自一九八九年十一月起到一九九〇年七月為止，在日本全國紅十字血液中心受檢過的檢體（捐血血液）五百四十二萬二千六百三十五位樣本，HCV抗體陽性的檢體共有六萬二千三百三十五位。也就是等於捐血的血液其HCV陽性抗體率達到百分之一點一五。

也許我們不能直接以這樣的數據斷定全體日本人HCV抗體陽性率，但毫無疑問必定接近這個數字。所以若是提起有關日本人的HCV抗體陽性率的場合，認為應該在百分之一～

百分之一點五之間不會太離譜。

後來，八王子血液中心曾追蹤調查HCV抗體陽性的肝疾患患者（亦即慢性肝炎、肝硬化、肝癌的患者）情形（如表1）。結果判明，C型慢性肝炎患者有百分之四十八點八，C型肝硬化患者有百分之四十點三，以及C型肝炎引起的肝癌患者有百分之三十九點六，全都是過去有輸血經歷（輸血歷）。

表1　HCV抗體陽性者的過去輸血歷

	例　數	輸血歷	
供血者	280	61	21.8%1）
慢性肝炎	213	104	48.8%2）
肝硬化	119	48	40.3%2）
原發性肝癌	91	36	39.6%3）

1）野尻德行：在八王子血液中心追踪統計。
2）K. Nishioka et al: Live in press 1990.
3）K.Nishioka et al:Cance in press 1990.

雖然那樣的輸血歷因人而異，不過病發以前的時期，也就是追溯從病發的數年前到數十年前確有輸血，另外根據追蹤調查的結果，發現捐血的供血者有HCV抗體陽性，其中過去有輸血歷佔百分之二十一點八。

從這樣調查結果推測，在過去的捐血血液中的確含有HCV抗體陽性血液（也就是感染C型肝炎病毒血液），所以經由輸血感染C型肝炎的可能性濃厚。

從八王子血液中心的追蹤調查，看得出HCV抗體陽性的肝疾病患者中約百分之四十，是因輸血才感染C型肝炎。

所以，在C型肝炎的感染途徑中，推測大約有百分之四十是經由輸血，就是根據這樣的調查數據。

但是，問題在於其他的百分之六十感染途徑爲何。

這些百分之六十沒有輸血歷的肝疾患患者，到底以何種途徑感染？假如感染途徑未能判明，就難以建立預防對策。

首先要考慮的是可能為家族內感染。衆所周知，在B型肝炎中有很多是以母子感染為主的家族內感染。在同一家譜裡容易集中B型肝炎患者（家族內集積情況多），這也是B型肝炎的特徵。

在換了C型肝炎的情況，卻沒有像家族內集積B型肝炎那麼明顯。那是說，家族成員互相感染情況少。甚至也有研究者主張，以性交引起的夫婦間感染為首的家族內感染幾乎不成問題。

最初提出C出型肝炎的家族內集積相關報告的是我們。我們根據虎門醫院的診療實績檢討結果，得出家族內感染達百分之十程度的結論。其中夫婦間感染約百分之五，剩下的百分之五被認為是母子間、父子間，兄弟姐妹間的感染。

關於那些數據資料及分析結果容後詳述。

根據我的想法，C型肝炎的感染途徑，輸血應佔百分之四十、家族內感染佔百分之十。而其餘的百分之五十最有力的感染方式，應是「過去」預防接種的醫療行為。

時至今日固然已貫徹預防接種用的注射針「一人一針、用後即丟」的作法，但開始實施是一九七五年代。在此之前，同一支針給四～五人預防接種比比皆是，所以經由這樣醫療行為感染C型肝炎的可能性十分大。事實上，可由屬於一九七五年代出生現年十九歲以下的孩子罹患C型肝炎者極少的數據資料，便能證實這種推論。

像這樣醫療行為引起的感染，不限定預防接種而已。在從前的時代被灌輸儉約的精神的醫生身上也常見有此情形，反覆使用患者注射針的醫師隨處可見。根據某新聞記載指出，九州某市一位內科醫師，年事已高相當珍視醫療用品，結果鄰近傳出「去給那位醫生看病，不久就得黃疸」的傳聞。也就是，本來的病症雖然經那位開業醫師的診療而治癒，卻不料病發肝炎。聽說，那位醫師就是反覆不斷使用注射針。

有關預防接種的醫療行為，必須到一九七五年代以後，才真正貫徹注射針用後即丟的作法，可是在開業醫師中，也許仍或多或少存在著認識不足的人。所以倒楣的人去看那種醫生而不幸感染C型肝炎（或B型肝炎）的可能性是無法否定的。

另外，在C型肝炎患者中也以受過針灸治療的人多而出名。在針灸院裡，也跟從前的開業醫師一樣，不難推斷還有對於針上會引起病毒感染沒有很多認識的人。同樣的情況，也出現在有多數客人使用剃刀的理髮店裡，當前位客人的血液仍沾在剃刀上時，未經消毒就按在下一位客人的肌膚上。如果肌膚上有傷口，說不定就成了感染部位。

當然，在現代人們對於B型肝炎或愛滋病的認識提高，不要說是醫師，連針灸院或理髮院，都十分注意針或剃刀的消毒，所以如今要由它們成為C型肝炎的感染途徑已不可能。

提到病毒的感染力，不難推測感染力強弱是按照B型肝炎、愛滋病、C型肝炎的順序。因為B型肝的病毒量多，所以無論是醫師、針灸師或是理容師，只要充分謀得B型肝炎的對策，當然也可預防愛滋病及C型肝炎（不過，正如前面所敍述過的情形，日常的接觸，是不會那麼簡單就感染B型肝炎）。

雖然，經手多數血液的醫療從事者即使充分注意病毒感染對策，但難免有錯手的醫療事故（尤其是針刺事故）。

根據虎門醫院的數據資料，顯示醫療從事者中C型肝炎的感染率以檢驗師的感染率最高佔百分之三點八，護士佔百分之二點四，醫師佔百分之二。以前次章節所提到日本人的HCV抗體陽性率在百分之一到一點五間看來，這項數據稍嫌偏高，而且這項數據也顯示從事醫療期間愈長感染率愈高的傾向。也就是遭意外事故機會多。

此外，同是針頭方面，幾乎不注意病毒感染，是刺青紋身的針。從前在日本不但是黑社會、連工地的鷹架工人肌膚上都刺青。據說有人是為了時髦才刺青，只是刺青過的人有百分之七十五呈HCV抗體反應為陽性。這樣的事實，足夠認定刺青的針所沾附血液正是C型肝炎感染源之一的嫌疑。

綜上所述，感染途徑中剩下的百分之五十，有一大半被推定應該是「過去」預防接種的醫療行為所引起。再加上，「過去」的針灸治療、理髮、醫療事故、刺青等，這些都成爲C型肝炎感染途徑的一部分確是事實。

就這樣我認為C型肝炎的二大感染途徑，應該是輸血（佔百分之四十）和醫療行為（佔百分之五十）。但是，到現在仍議論紛紛的是家族內感染（佔百分之十）。關於這點有多數的醫療機關或研究設施不斷加以檢討，以下就是虎門醫院所顯示的數據資料。

關於家族內感染的問題

虎門醫院早在C型肝炎病毒被發現以前，就針對非A非B型肝炎的感染途徑，透過診療病例不斷追究、檢討。

但自從一九八八年美國凱撒公司發現HCV抗體後，就可以利用C100－3抗體（第一代HCV抗體）測定系統為首的抗體檢查，所以感染途徑的研究有了大幅度進展。以下所介紹的，就是針對從一九八八年到一九八九年間，虎門醫院因C型慢性肝炎住院共計三百六十三件病例的調查。

據針對這三百六十三家系的家族一千一百七十一人為對象的調查結果，發現在GOT、GPT的肝功能檢查顯示異常值，有一百四十一人（百分之十二）。經調查這些肝功能指數異常者跟發端者之間的關係，結果發現夫婦關係的一百八十九例中有二十四例（佔百分之十

表2　C型肝炎的家族內感染的頻度

	肝機能異常者	C-100抗體陽性者
夫　婦	24/189　（12.7%）	13/111　（11.7%）
母　親	17/142　（12.0%）	4/66　（ 6.1%）
父　親	20/180　（11.1%）	3/29　（10.3%）
兄弟、姐妹	71/520　（13.7%）	6/114　（ 5.3%）
其　他	9/140　（ 6.4%）	1/84　（ 1.2%）
計	141/1171　（12.0%）	27/404　（ 6.7%）

二點七），母子關係的一百四十二例中有十七例（佔百分之十二），父子關係的一百八十例中有二十例（佔百分之十一點一），兄弟姐妹的關係五百廿例中有七十一例（佔百分之十三點七），至於叔父、叔母、堂兄弟等其他關係一百四十例中有九例（佔百分之六點四）。

針對這一千一百七十一人中有四百零四人的第一代ＨＣＶ抗體（Ｃ１００—３抗體）測定結果，發現四百零四例中有廿七例（佔百分之六點七）的Ｃ１００—３抗體呈陽性。這百分之六點七的數據，比起日本全國Ｃ１００—３抗體陽性率百分之一到百分之一點五而言明顯偏高。由此判明肝疾患家系的家族內其Ｃ１００—３抗體持有者極多。

另外在調查的四百零四人中，Ｃ１００—３抗體陽性和發端者（患者）之間的關係，具夫婦關係的一百一十例中有十三例（佔百分之十一點七），母子關係的六十六例中有四例（佔百分之六點一），父子關係的二十九例中有三例（佔百分之十點三），兄弟姐妹關係的一百一十四例中有六例（百分之五點三），其他關係中八十四例有一例（佔百分之一點二）發現有C100—3抗體陽性者（表2）。

從以上的結果明顯可知，C100—3抗體陽性率最高的是表中所顯示百分之十一點七的夫婦關係。也就是說，假如家族內感染C型肝炎的情形確定，以夫婦的關係感染率最高。實際上，配偶之間的百分之十一點七HCV抗體陽性率，確是不可視為偶然的高比率。

假設夫婦間會引起高比率的感染，那麼一般的性交行為也應納入感染的預防對策。相對的，恐怕C型肝炎患者在某種情況下也跟愛滋病患一樣受人歧視。所以，關於夫婦間感染的問題判定不得不慎重其事。因為這對社會的影響甚鉅。但是，凡是志於行醫濟世者，雖然不應忘卻對社會的顧慮，卻也不容許為了一種「政治性的考慮」而扭曲事實。儘管判定要慎重，然而只要是事實就該坦白提出。

目前假設夫婦間感染成立，最有可疑的就是性的接觸（性交），但以夫婦間密切的接觸情形來看應不止如此。

例如，不要忘了像配偶受傷時的急救、看病時的照顧、牙刷和剃刀的共用等，事關血液跟他人不同的接觸機會多。不同於B型急性肝炎和愛滋病，C型肝炎在性接觸方面感染的情況不明。這也可以解釋在性交以外接觸機會的感染可能性。

例如，母子感染（的可能性嫌疑）頻度為百分之六點一，而父子感染（的可能性嫌疑）頻度為百分之十點三較高，說不定就證明這點的材料。的確，HCV帶菌者的父親日常使用的刮鬍刀，有家族成員（兒子）反覆共用就能充分料定。不過，暗示夫婦間感染的數字事實也是不容否定的。

以下介紹夫、妻雙方都有肝障礙的三十二組夫婦，結婚年數的調查結果（表3）。這些夫婦中，除有C100—3抗體陽性者、也包含陰性者，但無論如何夫婦二人中都有肝障礙的三十二組為對象。把包含這三十二組的二百

表3　從結婚期間觀察夫婦間感染的頻度

結婚期間（年）	夫婦間感染率
～5	0/8　（　0%）
6～10	0/14　（　0%）
11～15	2/30　（6.7%）
16～20	7/35　（20.0%）
21～25	5/45　（11.1%）
25～30	8/45　（17.8%）
31～35	4/20　（20.0%）
36～40	4/40　（10.0%）
41～45	2/13　（15.4%）
46～	0/13　（　0%）
合計	32/263（12.2%）

六十三組夫婦，按結婚期間（以五年為單位）別區分，比較結婚期間長度所出現肝障礙的頻度（表3）。

這項調查結果發現，在結婚期間五年以內的夫婦八例、及十年以內的夫婦十四例中，夫婦全都有肝障礙的家庭為零（百分之零），在結婚後十一年～十五年的三十組夫婦出現二例（百分之六點七），十六年～廿年的三十五組夫婦出現七例（百分之二十），二十一年～二十五年的四十五組夫婦出現八例（百分之十七點八），三十一年～三十五年的廿組夫婦出現四例（百分之二十），三十六年～四十年的四十組夫婦出現四例（百分之十），四十一年～四十五年的十三組夫婦出現二例（百分之十五點四），分別發現有肝障礙。只有結婚後四十六年以上的夫婦十三組中，沒有一個家庭夫婦雙方有肝障礙（百分比為零）。

從以上的調查結果，不難想見關於C型肝炎的夫妻間感染，即使結婚後從配偶處感染肝炎病毒，要等到結婚十年以後才可能肝障礙病發。

另外，經過結婚後四十六年以上的夫婦，雙方均未出現肝障礙的家庭，可能是夫婦任何一方肝炎病毒帶菌者在結婚期間引起夫婦間感染，但在經過長期結婚生活後患者本人以肝硬化或肝癌死亡，留下成為單身的配偶，並沒有計入「夫婦」調查的對象之故。

以下介紹可當做夫婦間感染實例及所顯示的症例。

N家夫婦有三十年的婚姻生活。一九七八年十一月，丈夫在公司的健康檢查中被指出肝功能異常。結果同年十二月，到虎門醫院接受門診治療。在一九七九年實施腹腔鏡及肝生體檢查，結果發現他的症狀屬於中等程度的慢性肝炎。

後來，血清氨基移轉酶（GOT、GPT）以三年～五年一次的比率顯示上升二百以上。

另一方面，妻子從一九八四年開始每三個月做一次肝功能檢查，剛開始看不出肝功能障礙。然而，到一九八八年二月出現肝障礙，之後經過六個月以上，血清轉氨基酶顯示破一百大關上升。於是在一九八八年六月，也向妻子實施腹腔鏡、肝生體檢查，結果發現已病發慢性肝炎，診斷為中等程度。

為了調查這對夫婦的HCV抗體，便針對當時保存的血清回溯過去，經過一定時間測定，發現丈夫從一九七八年初診時C100—3抗體就呈現持續陽性，妻子也從一九八四年的初診時就呈現C100—3抗體陽性。

從這類病例過程可推測，即使C100—3抗體呈現陽性，也不一定會立刻出現肝障礙，一直要到以後因某種原因才會出現肝障礙。

以急性肝炎開始而慢性化

因為C型肝炎中，以急性肝炎開始再慢性化的個案佔大部分，所以要說明C型急性肝炎的臨床症狀。

從感染到病發這階段的潛伏期因病毒而異。

A型肝炎的潛伏期是二～六週，B型肝炎的四～二十四週，C型肝炎的情況據說感染後二～二十四週之間病發。尤其是輸血後C型肝炎多容易鎖定感染時間，所以潛伏期相當明顯，感染後四十～六十日就病發急性肝炎。

可是，對於感染途徑不明的散發性C型肝炎而言，究竟潛伏多久期間，詳情不明。分別有短期病發與較長期間病發，那是因為感染病毒量多寡而異。

感染C型肝炎病毒（HCV），病發急性肝炎時，就出現感冒般症狀及消化器官方面有症狀。感冒般症狀，是指發燒、頭痛、全身倦怠感等，消化器官症狀，是指食慾不振、噁心

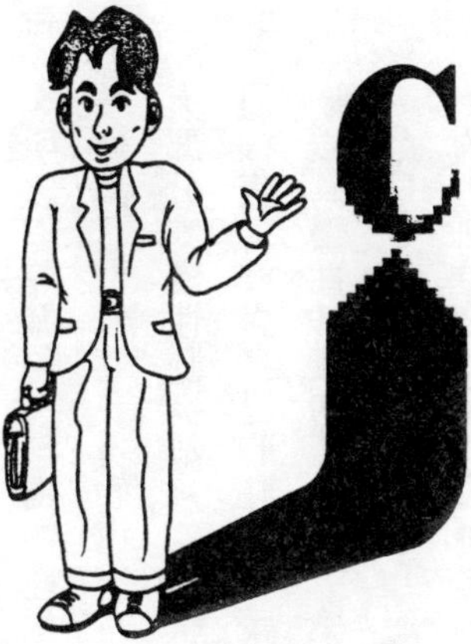

C型肝炎不容易察覺已轉為慢性化

、嘔吐等。發燒通常溫度在三十八度C左右，一～二日就會退燒。

緊接著的症狀就是在數天後出現褐色尿液，不久之後就有黃疸。如此一來，罹患急性肝炎的可能性就極高了。

可是A型或B型比起C型的急性肝炎大多症狀會輕一點，會出現感冒般症狀或消化器官症狀的比率不到百分之五十。而且顯性黃疸的頻度也低。

即使出現這些症狀，醫生仍然無法依照臨床症狀判斷是否確為C型肝炎，猶需進一步的詳細檢查。

至於肝功能異常，C型也比A型或B型輕度，GOT、GPT很少超過一百（頂多上升百分之十～二十而已）總膽紅素的上升度也只是輕描淡寫而已。

最該警戒的只是氨基移轉酶（GOT、GPT）的異常，數值會上下變動呈「多峯性」推移。

因為C型肝炎無論是自覺症狀或他覺症狀多為輕微情況（也有完全沒有症狀的危險性場合），所以很難發現已轉為慢性化。假如急性症狀收斂後氨基移轉酶的異常持續六個月以上，那麼轉為C型慢性肝炎的可能性就很高了。

大部分的慢性肝炎都是無症狀出現的。所以，只要患過C型急性肝炎的人務須定期接受肝功能檢查，核對自己的肝臟健康情形為宜。

進展到慢性肝炎的情況時，檢查的數據特徵如下：

・GOT、GPT同時上升。
・約占百分之九十的病例顯示GOT、GPT極高。
・容易伴隨出現TTT、ZTT的膠質反應異常。
・隨著慢性肝炎的進度血小板會減少。
・有時跟飲酒無關γ—GTP上升。

・表示肝預備功能的蛋白素、膽紅素大多數值正常。

當一位醫師最後確定診斷為「C型慢性肝炎」的時候，就是檢查患者血液的血清學診斷。具體而言，HCV抗體呈現陽性、HCV－RNA又呈現陽性，那麼患者就是感染C型肝炎病毒的慢性肝疾患者。

以下介紹C型慢性肝炎的自然過程實例。

它是「輸血後二十年進展為肝硬化的病例」。

【症例　五十三歲　男性】

這位男性在一九六一年，因肺結核接受切除一部分肺部的手術，同時有接受輸血。

雖然在此以後，並沒有任何特別異常的自覺，卻在一九六九年檢診時被指出有肝功能障礙，才在隔年三月，到虎門醫院診療。

當時這位先生的GOT指數為七十一、GPT數為一百七十，腹腔鏡、肝生體檢查的結果屬於輕度慢性肝炎的CPH（慢性持續型肝炎）。

過。

之後，繼續觀察過程，氨基移轉酶以GPT優位推移，大致上以GPT一百五十左右經過。

一九七六年三月，達到GOT一百一十、GPT一百九十六的階段，於是實施第二次的腹腔鏡，肝生體檢查。診斷結果認為是CH2A，也就是中等程度的慢性肝炎。換句話說，已進展為肝炎了。

但是後來他本人仍沒有特別異常的自覺，只有氨基移轉酶固態依舊以GPT優位的數值一百左右經過。

到了一九八一年四月，GOT一百四十、GPT一百三十三，可是氨基移轉酶已變換為GOT優位。在這個階段進行第三次腹腔鏡、肝生體檢查，結果發現他罹患肝臟的一部分形成不完全偽小葉的初期肝硬化。

因為在這以後氨基移轉酶以一百左右不斷變動，所以在一九八三年五月開始投下抗過敏性製劑（Glycyrrhizine）的SNMC（強力新明發鍵Cneo-Minophagen C），氨基移轉酶就降至五十的程度。

可是到了一九八六年十二月，經過CT斷層掃瞄出現肝癌。

以後，雖然施以各種治療歷時兩年九個月，但在一九八九年八月因肝癌惡化而死亡。

這位男性患者當時初診（一九七〇年），C型肝炎病毒尚未被世人發現，直到他死亡的前一年病毒才在美國被分析離出，所以本院當時的診斷當然是「非A非B型慢性肝炎」。後來根據初診以來所保存的血清retrospection（回溯過去）HCV抗體測定，結果發現C100—3抗體呈陽性，而且一貫持續到死亡時。

這位男性患者的病例，顯示經一九六一年輸血罹患輸血後肝炎，然後，慢性肝炎開始緩慢進展，在經過二十年之後進展為肝硬化。此外，自輸血後算起二十五年病發肝癌，最後以肝癌死亡，是輸血後二十八年的事。

從這裡可以看出，患者本人在患病過程中並沒有任何自覺異常，萬一他連定期的血液檢查都不做，說不定連已出現肝癌都沒有發現。

從這個病例也可以看出，C型肝炎典型的自然過程就是：輸血後感染→進展為C型慢性肝炎→肝硬化（二十年後）→肝癌（二十五年後）→死亡。

由此可知，大家須銘記在心的一件事——C型慢性肝炎是容易發現（卻不容易自覺）的病症。

第五章
C型慢性肝炎的治療方法

有必要治療的病例

自從第二代HCV抗體計測系統問世運用後，結果C型肝炎的診斷（血清學的診斷）相當準確。

但是，這並不表示就此抓到病毒，單靠這點也無法使治療方法為之轉變，除非開發特殊性殺HC病毒（選擇性）的抗病毒劑，否則目前我們只能一方面改善加強從前的治療方法。另一方面指向有效的治療邁進。

例如，對於C型肝炎能發揮莫大效用的干擾素，早在以前（當C型肝炎還稱之為非A非B型肝炎時）就被當做實驗性使用的治療藥，確立良好治療效果。例如，我們虎門醫院消化器官科就有對慢性肝炎使用干擾素的長期實績。經由這些治療經驗，才確認干擾素適用條件。任何藥劑都有副作用（愈有效果愈有副作用），所以應該配合患者的狀態適時改變使用方法。

為此屬於治療慢性肝炎的基本觀察過程是不可或缺的。當然這對其他的病症也一樣，但是在慢性肝炎的情況而言，觀察過程對於治療的必要性、開始時期、治療藥劑的選擇等，都提供特別重要的情報。

所以，患者如果常常轉院絕非上策。因為不論什麼「名醫」在治療病症時，除非經過一定期間以上的觀察，否則是難以對患者下準確的判斷。

以下的說明，是從進行過程觀察的多數病例歸納出C型肝炎的經過模式。

在C型肝炎中，GPT其異常值不斷的病例有高比率的組織學上進展。所謂組織學上進展的意思是經由腹腔鏡、肝生體檢查等調查肝臟的組織，病狀有惡化的情形。

針對在虎門醫院消化器官科十年以上的期間，觀察自然過程所得C型肝炎病例八十五例中（這八十五例全都是需要做腹腔鏡、肝生體檢查的病例），明瞭有如下傾向。

在自然經過中平均GPT顯示正常值上限（在本院設定為二十五）的二倍以上數值（五十以上）的病例只有五十四例，其中的五十一例顯現組織學上進展（肝病變惡化）。另外，其中三十六例，甚至進一步惡化為肝硬化。

相對的，在經過的過程中平均GPT顯現正常值的十一例，並沒有產生組織學上進展。（如表4）

表4　在自然經過中GPT與肝病變的關係

病理學的進行度 / 平均GPT（KU）	改善	不變	惡化
≦25 （正常值）	2/11 （18.2%）	9/11 （81.8%）	0/11 （0%）
25＜　≦50 （不到正限的2倍）	0/20 （0%）	8/20 （40%）	12/20 （60%）
50＜　≦100 （不到正常上限的4倍）	0/26 （0%）	3/26 （11.5%）	23/26 （88.5%）
100＜ （超過正常上限的4倍）	0/28 （0%）	0/28 （0%）	28/28 （100%）

*[1]：9＜0.01　*[2]：P＜0.05

我們可根據過去的經驗判斷，GPT異常值不斷的病例，確有肝組織病變惡化的可能性，將來甚至可能會進展為肝硬化，所以不論本人是否具有任何自覺症狀，都有開始治療的必要性。

另外也可以依循其他方式，判斷GPT變動類型治療的必要性。

也就是根據C型慢性肝炎的過程中GPT的變動，大致可區分為四大類型（圖6）

・Ⅰa型以正常值經過。

・Ⅰb型以GPT一百以下經過。

・Ⅱ型以GPT超過一百的高值經過。

・Ⅲ型以GPT在一年三次以上，顯示突出的上升，那種閃電狀上升的數值超過一百。

・ⅣGPT一百以上以每年二次引起人字狀上升。

以下就是相關類型的典型實例介紹。

【症例1（I型）四十一歲　女性】

血清氨基移轉酶的類型	GPT的變動類型
I a型	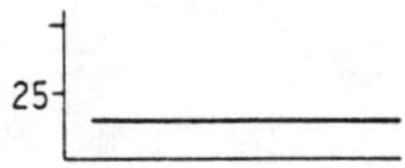
I b型	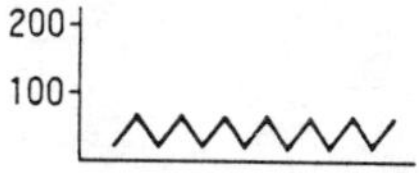
II型	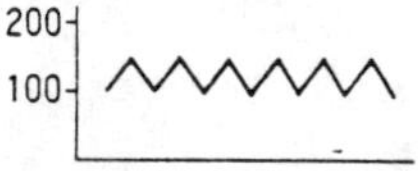
III型	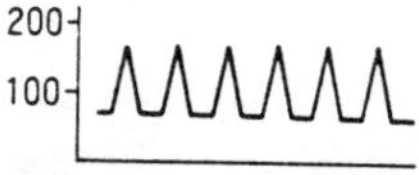
IV型	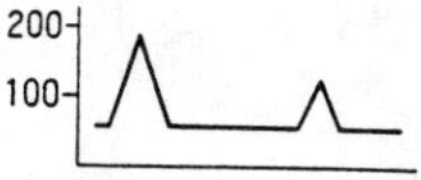

圖6　血清氨基移轉酶的變動類型別分類

這位女性於一九七七年一月的血液檢查，被指出肝功能障礙，在同年三月入院做精密檢查。

經腹腔鏡、肝生體檢查後，發現是肝炎中的輕度慢性持續型肝炎（CPH）。

之後，氨基移轉酶以不到五十的低值經過為時一年半。

到了一九七八年八月實施第二次腹腔鏡、肝生體檢查，結果發現肝組織的狀態與上次一樣為輕度慢性肝炎（CPH）。

然後氨基移轉酶也以不到五十的低值呈穩定情況。

在一九八二年，由於早期胃癌動手術時，又做過外科上肝生體檢查，但與前二次一樣屬於CPH，沒有變化。

再說，這樣的病例在五年間的過程中，γ—GTP一直維持正常值。

【症例2（Ⅱ型）　四十六歲　男性】

這位男性在一九七七年十一月，因有嘔吐感而到本院就診。當時他的氨基移轉酶分別是GOT為八十二、GPT為九十八有肝功能障礙跡象，所以同年做腹腔鏡、肝生體檢查。結果顯示肝臟狀態有高度慢性肝炎（CH2B）跡象。

以後，GPT在一百～二百之間變動。

經過大約五年的一九八二年，再做第二次腹腔鏡、肝生體檢查，結果發現進展為肝硬化。

雖然這位男性飲酒歷為時不久，但γ—GTP持續一百以上。

【症例3（Ⅲ型）　四十二歲　男】

這位男性在一九七七年九月的檢診，因被指出GOT三百五十、GPT五百一十六有肝功能異常，才到本院接受診療。

在腹腔鏡、肝生體檢查時診斷為慢性肝炎，但氨基移轉酶降低之後又再度上升。為此，在隔年就是七八年三月再度入院，做第二次的腹腔鏡、肝生體檢查，結果成為輕度慢性肝炎。

眼見氨基移轉酶數值變動，所以投下SNMC（強力明發鍵C），使氨基移轉酶正常化。只是一旦中止用藥，氨基移轉酶又再度變動。必須重新投藥才能使氨基移轉酶再度正常化。

一九八一年五月，實施第三腹腔鏡、肝生體檢查，依然呈現輕度慢性肝炎狀態。

【症例4（Ⅳ型）　五十三歲　男性】

這位男性因一九七一年七月感到全身有倦怠感，就到附近的醫院接受診療，結果診斷為急性肝炎。

雖然有段時間氨基移轉酶異常情形有改善，但因又再度上升，才在七二年八月到本院就診。

於一九七五年九月住院實施腹腔鏡、肝生體檢查，結果是中度慢性肝（CH2A）。

此後，在自然過程中氨基移轉酶數值正常化，在以後的七年內，氨基移轉酶的數值都不到二十。

但在一九八二年四月，因GOT再度上升為一百三十六、GPT為一百六十四而住院，實施第二次腹腔鏡、肝生體檢查，結果為CH2A，與前次相比並無特別明顯的變化。

以上所介紹的4項症例，可說是從I型到Ⅳ型各類型常見的病例。在病例中屬於某型的症例，到底在過程中如何轉變呢？

我們檢討六十例的肝炎進展程度，其中確認肝生體檢查的肝組織病變有改善時稱之為「改善」，不變時稱之為「不變」，惡化時稱為「惡化」。其結果為表5。

• Ｉａ型，改善為百分之六十六點七、不變為百分之三十三點三、惡化則一例都沒有。

• Ｉｂ型，改善與不變佔全體的百分之六十六點七。惡化則佔百分之三十三點三。

表5　C型肝炎的血清氨基移轉酶變動與肝生體檢查組織的關係

<table>
<tr><th rowspan="2">血清氨基移轉酶的類型</th><th colspan="3">實施2次以上肝生體檢查症例</th><th rowspan="2">計</th><th rowspan="2">肝生體檢查後經過2年以上的觀察例</th></tr>
<tr><th>改善</th><th>不變</th><th>惡化</th></tr>
<tr><td>Ⅰa型</td><td>2（66.7%）</td><td>1（33.3%）</td><td>0（0%）</td><td>2</td><td rowspan="2">152（50.3%）</td></tr>
<tr><td>Ⅰb型</td><td>1（5.6%）</td><td>11（61.1%）</td><td>6（33.3%）</td><td>18</td></tr>
<tr><td>Ⅱ型</td><td>0（0%）</td><td>2（10.5%）</td><td>17（89.5%）</td><td>19</td><td>48（15.9%）</td></tr>
<tr><td>Ⅲ型</td><td>0（0%）</td><td>3（27.3%）</td><td>8（72.7%）</td><td>11</td><td>36（11.9%）</td></tr>
<tr><td>Ⅳ型</td><td>1（11.1%）</td><td>3（33.3%）</td><td>5（55.6%）</td><td>9</td><td>66（21.9%）</td></tr>
<tr><td>計</td><td>4（6.7%）</td><td>20（33.3%）</td><td>36（60.0%）</td><td>60</td><td>302（100%）</td></tr>
</table>

・Ⅱ型，沒有改善的症例，不變才二例（百分之十點五）。剩下的百分之八十九點五是惡化。

・Ⅲ型，有百分之七十二點七為惡化。其餘的都是不變的情況，沒有改善的例子。

・Ⅳ型，改善只有一例（百分之十一點一），雖然惡化比Ⅱ型或Ⅲ型少，卻也有百分之五十五點六的比率。

從以上的結果不難看出，屬於Ⅱ、Ⅲ、Ⅳ型的症例。

顧慮肝炎的進展，所以不管有無自覺症狀，都有治療的必要。

而Ⅰb型的情況有點微妙，不過只

要參考前面已說明過的平均GPT傾向，一方面觀察過程、另一方面看GPT異常值決定開始治療。

除了前述平均GPT異常值、GPT變動類型之外，γ—GTP也成為進展慢性肝炎的預測線索。

我們已知γ—GTP在酒精性肝障礙中，會呈現異常高值，而在C型慢性肝炎中，即使沒有飲酒歷的場合也會顯示異常值。

以下區分γ—GTP數在二百以上為「異常高值群」，γ—GTP在五十～二百為「高值群」，γ—GTP在未滿五十時為「正常值群」」的三大群，以與組織學上進度做比較（表6）。

表6　γ-GPT異常與C型肝炎進展度的關係

γ-GTP ＼ 預後	不　變	惡　化	計
γ-GTP異常高值群（200以上）	0（0%）	9（100%）	9
γ-GTP高值群（50～200）	1（4.5%）	21（95.5%）	22
γ-GTP正常值群	12（60.0%）	8（40.0%）	20

這五十一例全都是沒有飲酒歷，在觀察自然過程中，留下間隔一段時間以便做二次以上肝生體檢查的症例。

結果顯示，γ—GTP指數二百以上的「異常高值群」九例全體一律惡化，而「高值群」

除了一例之外，其餘二十一例惡化，但「正常值群」中只有八例（百分之四十）惡化而已。

由此不難預測在C型慢性肝炎中，顯示γ—GTP高值病例進展肝病變惡化的時候多。因此，像這樣的病例也可判斷有治療的必要性。

此外，又在C型慢性肝炎中最成問題的是那一種，乍看之下「已治癒」的症例。其中有九例是氨基移轉酶為正常，期間持續兩年以上，然後肝炎再度惡化的個案，甚至表面看來正常維續期間約達十年之久，然後劇烈惡化的個案也有。這種情況共有三例。

一般B型肝炎中，如果氨基移轉酶在過程中有變動，大多是陷入低潮的時候，這樣的情況從數個月到數年不等。

雖然C型肝炎的氨基移轉酶會或多或少顯示有變動，但很少像B型那般中間夾雜正常期間而氨基移轉酶以鞋釘狀上下推移。也就是說C型肝炎的氨基移轉酶，會維續比較穩定的異常值時候多。

基於這樣的理由，如果氨基移轉酶在正常期間，恐怕就很難發現C型肝炎。另外在C型肝炎中，如果氨基移轉酶長期正常化，那麼到底是病症已治癒、或只是暫時進入穩定期，恐怕就難以分辨。

在虎門醫院也出現過這種病例，例如，在長期觀察過程的C型慢性肝炎中，雖然氨基移轉酶長時間維持正常、卻持續慢性肝炎的狀態，遇到氨基移轉酶指數再度上升，或者是雖然肝功能正常，但肝生體檢查的結果還是證明為慢性肝炎。

像前述歷時兩年以上或十年以上正常期間後肝炎惡化的例子莫不如此。以下就是實際症例。

【C100－3抗體陽性的症例　四十三歲　男性】

這位Q先生是在一九七二年的健診中指出有肝障礙（GOT九十六、GPT一百六十四），才來本院看診。

同年十月為了實施精密檢查而住院，進行腹腔鏡，肝生體檢查，結果診斷為CH2A（中度慢性肝炎）。因氨基移轉酶指數自然降低，所以未做治療只做自然過程觀察。

後來，直到一九八二年四月時氨基移轉酶再度上升為止的九年之內，其氨基移轉酶完全維持正常。雖然這期間肝功能正常，但為求慎重起見，特在一九七五年十二月又做腹腔鏡、肝生體檢查。但是，診斷結果依舊是CH2A沒有改變。

因為一九八二年四月時氨基移轉酶再度上升，所以實施第三次腹腔鏡、肝生體檢查。結果雖然沒有惡化、但診斷仍然是ＣＨ２Ａ。

但是自此以後看不出氨基移轉酶有自然正常化的現象，所以為了防止肝病變惡化的目的，採取間歇性靜脈注射「強力明發鍵Ｃ」（ＳＮＭＣ）的療法直到現在。

Ｑ先生的情況就是在將近十年之內，氨基移轉酶一直保持正常值，但這樣並不意味著慢性肝炎的「治癒」。

類似這種症例，在Ｃ型慢性肝炎中到底該不該開始治療，乃是判斷迷思存在於相當多的個案中。正因如此，更顯出觀察過程的重要。

甘氨酸製劑療法的症例

所謂「強力明發鍵Ｃ」（ＳＮＭＣ），就是靜脈注射用甘氨酸製劑。那是中藥精製甘草所得甘氨酸再加上氨基酸製造而成。雖然ＳＮＭＣ對改善慢性肝炎的氨基移轉酶有效是廣為人知的事實，但它不是抗病毒劑，所以不能直接殺死病毒、或是妨害病毒增殖的能力。

然而，一般認為它有強化肝細胞膜的作用，透過防止受感染細胞的破壞方式有利於肝細胞的保護、以及肝功能維持。

關於SNMC是自C型肝炎還被稱作非A非B型肝炎時就已使用的藥劑，有其固定的成果。即使是現在肝炎治療已改由干擾素擔任主角，SNMC對於不適用於干擾素的病例仍不可或缺。也使用於干擾素無效的病例。還有與干擾素合併使用的併用療法。

以下觀察的是它的單獨療法效果。

一日四十毫升的投藥法

現在共有一百二十九例成為強力明發鍵C的投藥對象。每日投藥量規定為四十毫升。

將一百二十九例分為三群：一是輸血後早期（輸血後一年以內）的慢性肝炎，二為有輸血例的C型慢性肝炎、三為沒有輸血歷的C型慢性肝炎，經計測GTP量調查強力明發鍵C的效果（表7）。

如圖7所示，其效果判定基準分為四個階段如下：著效（效果顯著），有效（被認為有效果），無效（被認為無效），以及保留判定。

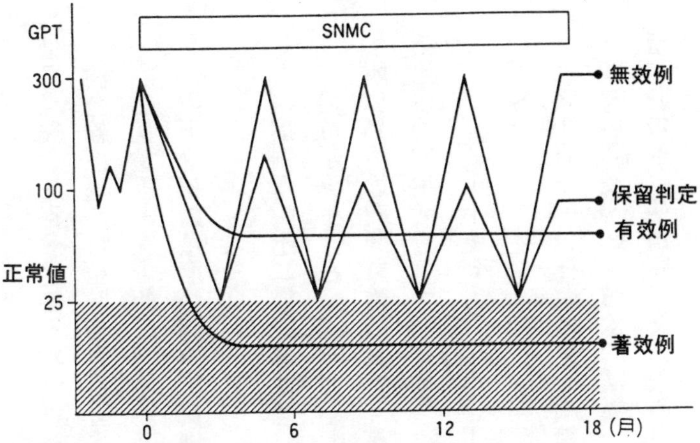

圖7　從GPT值看SNMC的效果判定基準

・在輸血後早期的慢性肝炎廿七例中，著效為三例（百分之十一點一），有效為八例（百分之二十九點六），無效有十一例（百分之四十點七），保留判定有五例（百分之十八點五）。

・在有輸血歷的C型肝炎四十四例中，著效有十例（百分之二十二點七），有效為十六例（百分之三十六點四），無效有十四例（百分之三十一點八），保留判定為四例（百分之九點一）。

・在沒有輸血歷的C型肝炎五十八例中，著效有八例（百分之十三點八），有效為三十例（百分之五十一點七），無效有十五例（百分之廿五點九），保留判定為五例（百分之八點六）。

在這些結果中，集合著效及有效的有效症例，可看出投藥強力明發鍵C的有效率，輸血後早期慢性肝炎雖然才百分之四十點七稍微遜色，但在有輸血歷的C型慢性肝炎有百分之五十九點一，沒有輸血歷的C型肝炎有百分之六十五點五，可見後兩者幾乎百分之六十有效。

也就是說，在十個C型慢性肝炎的人中，有六人能靠強力明發鍵C的效力防止病狀惡化。

以下介紹這項療法的臨床實例。

【症例　四十二歲　男性】

這位Y先生，在一九七七年七月十五日喝下一升日本酒後腹瀉，然後發燒到三十八度C，所以到附近的開業醫師受診。當時雖有肝功能異常，但因沒有特別的自覺症狀於是就這繼續過每天的生活。

到了一九七七年九月，GOT達五百、GPT達六百以上，所以在九月廿六日到虎門醫院就診。

在十月十一日住院做第一次精密檢查。當時GOT指數為五百、GPT則是五百一十六。實施腹腔鏡、肝生體檢的結果，發現肝臟組織的狀態屬於輕度慢性肝炎的CPH（慢性持續型肝炎）。使用腹腔鏡肉眼所見為「白色平滑肝」。

在住院後，只是保持安靜而血清氨基移轉酶早已改善為正常值，乍看之下好像是急性肝炎。

但是由於在一九七七年十二月血清氨基移轉酶又再度上升破一百大關，此後以每二個月一次的比率血清氨基移轉酶上升，所以在一九七八年六月廿二日，第二次住院，並連日投藥

表7　從血清氨基移轉酶數值觀察強力新明發鍵C40mℓ／日使用效果

效果 原因	著效 （%）	有效 （%）	無效 （%）	保留判定 （%）	總數
輸血後早期的肝炎	3 （11.1%）	8 （29.6%）	11 （40.7%）	5 （18.5%）	27
有輸血歷C100-3抗體陽性肝炎	10 （22.7%）	16 （36.4%）	14 （31.8%）	4 （9.1%）	44
沒有輸血歷C-100-3抗體陽性肝炎	8 （13.8%）	30 （51.7%）	15 （25.9%）	5 （8.6%）	58
計	12 （16.3%）	54 （41.9%）	40 （31.0%）	14 （10.9%）	129

強力明發鍵C每日四十毫升。

經過這樣的治療改善GPT恢復正常值，但若中止投藥又會再度上升，結果此後連續十日投藥強力明發鍵C後，減量為每週二次，決定要使用兩個月。

然後便以看門診治療的方式觀察過程，結果血清氨基移轉酶已正常化，所以就停止投藥。

結果氨基移轉酶以每二個月一次的比率上升破二百～三百大關，所以從一九七九年十一月起連日投藥四十毫升為期一個月，再以每週二次投藥二年。

因為一九八一年時血清氨基移轉酶保持一年以上正常值，為了觀察過程又做第三次肝生體檢查，仍和上次相同是CPH，看不出病症的進展，所以就停止投藥。

在停止投藥後，就以每月一次看門診的方式觀察過程，但氨基移轉酶便不再上升。

像Y先生的情況，就是投藥強力新明發鍵C後，氨基移轉酶便有明顯改善的例子。雖然初診時第一代HCV抗體（C100—3抗體）為陽性，而且抗體值有2^4，但隨著投藥強力新明發鍵C降低到2^3。但終究不能成為陰性。

以Y先生為首的眾多實例中，每日投藥四十毫升的方法最有效，但也有病例顯示那樣的

表8　強力新明發鍵C大量投藥的治療效果

（初次100mℓ／日　2個月內投藥例）

效果 肝疾患	著　效	有　效	無　效	保留判定	總　計
C-100抗體陽性肝炎	18 （35.3%）	23 （45.1%）	10 （19.6%）	0 （　0%）	51
C-100抗體陰性肝炎	8 （42.1%）	7 （36.8%）	4 （21.1%）	0 （　0%）	19
輸血後肝炎 （發症初期）	4 （19.0%）	12 （57.1%）	4 （19.0%）	1 （4.8%）	21
總　數	30 （33.0%）	42 （46.2%）	18 （19.8%）	1 （1.1%）	91
	72 （79.2%）				

副作用：高血壓、低K血症共18例（19.8%）

份量無效。那樣的場合也有須要每日一百毫升大量投藥方能奏功的個案。以下說明大量投藥法的治療成績。

每日以一百毫升投藥的大量投藥法

這是每日投藥一百毫升為時兩個月之後，減為二十毫升，歷時約一年以上的投藥療法，以九十一例針對此方法投藥強力新明發鍵C，調查治療效果（表8）。

・輸血後肝炎（輸血後一年以內）的二十一例中，主要有四例是著效（百分之十九），有效有十二例（佔百分之五十七點一），無效為四例（百分之十九），保留判定有一例（百分之四點八）。

・在C型肝炎的五十一例中，顯著效果有十八例（百分之三十五點三），有效為二十三例（百分之四十五點一），無效有十例（百分之十九點六）。

・非C型肝炎的十九例中，著效為八例（百分之四十二點一），有效為七例（百分之三十六點八），無效有四例（百分之二十一點一）。

綜合以上治療成績，在九十一例大量投藥強力新明發鍵C中，認為有三十例具顯著效果（百分之三十三），判定有效為四十二例，著效與有效的例數合計之下，從九十一例中佔七十二例（百分之七十九點二）可看出良好的效果。等於十人中有八人產生良好治療效果。

也就是說，比起每日投藥量四十毫升的有效率百分之六十而言，大量投藥法的有效率幾乎約高出二十個百分點。

當然，大量投藥法也不是毫無問題，它具有產生副作用的問題。

每日投藥四十毫升的方法無副作用，但大量投藥法出現偽醛甾酮（aldosterone）症引起的低鉀症與高血壓有十八例（百分之十九點八）。只是透過口服鉀製劑及抗礦質類固醇劑（Aldosterone）就能立刻改善。而患者本身卻沒有低鉀血症的自覺症狀。

以上所說便是證明甘氨酸製劑對C型慢性肝炎有效。

雖然干擾素療法對愈是組織學上進展（惡化）的症例有效性愈低，但是換了使用強力新明發鍵C時就沒有因病期引起的差距影響治療效果。在那含意上，甘氨酸製劑可說臨床應用範圍廣泛。

干擾素療去

何謂干擾素？

發現干擾素是日本人。那是在一九五四年，由長野泰一與小島保彥向兔子的皮膚植入病毒後從皮膚的滲出液發現的。他們在滲出液中發現抑制病毒增殖的物質，所以長野取名為「病毒抑制因子」。

另一方面，英國艾薩克（Isack）在別的實驗中，發現干擾病毒的現象（或是某種病毒的增殖受其他病毒的感染而遏止的現象）之物質，在一九五七年取名為「干擾素」。

後來證實長野所說的「病毒抑制因子」及艾薩克所說的「干擾素」是同一物質。

所謂干擾素，指的是當細胞感染病毒，在細胞內產生的抗病毒物質，也就是一種胞質分裂素（Cytokinin內因性生理活性物質）。由受病毒感染細胞產生干擾素，會傳遞給同種類的感受性細胞，呈現出那些細胞的抗病毒狀態。

會導致產生干擾素的誘發物質或微生物稱之為InterferonInducer。那是具有代表性的病毒，病毒的種類因干擾素的誘發功能而異，有的強有的弱不一而足。

這是因為干擾素端看它是從什麼細胞產生，而使抗原特異性不同，所以，區分為三種類如下：

- α干擾素（白血球干擾素）。
- β干擾素（線維芽細胞干擾素）。
- γ干擾素（免疫干擾素）。

現在普遍用於治療慢性肝炎（無論B型或C型），都是α干擾素或β干擾素。

一般認為干擾素在自然狀態的身體內其抗病毒作用的機制如下。

一旦某種細胞受病毒感染，那種細胞會產生干擾素，現在跟它同種夥伴的細胞，在細胞表面擁有跟干擾素結合的容納體（Receptor受容體）。傳自受病毒感染細胞的干擾素，會結合有同樣感受的同種細胞的容納體。結果那樣的資訊傳達到細胞核內，使兩種酵素活性化。

一種是寡醣A合成酵素，它在某個過程之後使RNA分解酵素活性化。那種RNA分解酵素，會分解病毒的mRNA〔信使（messenger）RNA〕。

另一種是蛋白酶（Proteinkinase），等它活性化時，會把合成蛋白必要因子磷酸化。如此一來，便能阻礙病毒從mRNA合成蛋白翻譯過程。

干擾素發揮作用的原理，就是分解病毒的RNA，時而阻礙合成蛋白，時而抑制病毒增殖。

我們知道干擾素的療效，除了抗病毒作用，還有抗腫瘍作用（癌），抑制細胞增殖作用、調節免疫（抑制及增殖）作用等等。

事關C型慢性肝炎，人們早已注目干擾素的效果。由於干擾素在許多症狀中均顯示出極高的治療效果，而且目前也納入保險給付，因此成為C型慢性肝炎主要的治療藥。

干擾素療法的症例（1）

干擾素屬於抗病毒劑，而干擾素療法就可說是針對C型慢性肝炎的原因療法。

雖然這並不意味著使用干擾素就能治癒所有C型慢性肝炎（將會在後面介紹影響干擾素療法的數種因素），但是至少比起過去對症療法的治療方式有更大的效果。

像虎門醫院經由投藥干擾素的方法，使GPT值完全正常化，此後也持續長達六個月的正常值，肝組織病狀有長足改善的症例經驗極多。

正如前面所說明的，干擾素對各種病毒顯示抗病毒活性，尤其RNA病毒的感受性最高。

雖然干擾素早就廣泛用於治療B型肝炎病毒（HBV屬於DNA病毒），但針對屬於RNA病毒的C型肝炎病毒來說，看得出比B型有更好的效果。

那麼治療C型慢性肝炎時使用干擾素的情況，其適當的使用量在什麼程度?當然須確定治療效果最高的使用量。

為確認這點，我們把干擾素的投藥對象分為三群，以不同的投藥量治療。

第一群規定干擾素每日的投藥量為一百萬個單位（IU），第二群是三百萬個單位，第三群則是六百萬個單位。

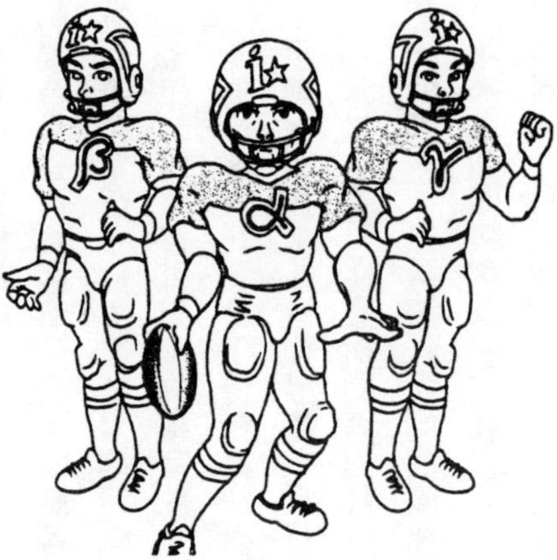

用於治療慢性肝炎（B型與C型）的α及β干擾素

然後在二週內向各群連日投藥，再加以調查結果。治療效果的判定基準是血清中的病毒量。具體的說，有採取PCR法的方式，計測HC病毒的RNA（HCV—RNA）量。

雖然干擾素投藥完畢後，各群的血中病毒量確實減少，尤其是第三群的HCV—RNA消失率特別明顯。以下是治療結果的報告。

・第一群（一百萬個單位的投藥群）的HCV—RNA消失率為百分之二十二點二。

・第二群（三百萬個單位的投藥群）的HCV—RNA消失率為百分之六十點八。

・第三群（六百萬個單位投藥群）的HCV—RNA消失率為百分之八十八點九。

根據調查結果，顯然HCV—RNA的消

失率會跟干擾素的使用量成正比例升高。但這也不是可以無限制大量使用。如此一定會產生副作用的問題。

目前虎門醫院的作法，基本上，如果在α干擾素的場合是每日六百萬個單位量，β干擾素的場合是三百萬個單位量。按照各病例適應狀況加以增減。若是α干擾素的範圍在三百萬～九百萬個單位，而β干擾素的範圍則以三百萬～六百萬個單位間做決定。也可以概略地說，α干擾素的六百萬個單位相當於β干擾素的三百萬個單位。

至於投藥方式，α干擾素為注射肌肉，而β干擾素則是注射靜脈。

目前在干擾素療法中治療效果最大的方法是「為時八週連日投藥干擾素＋間歇性投藥療法」。意思是說，在最初的兩個月內連日投藥干擾素六百萬個單位為時八週，然後，在接下來的十六週內，以每週二次的間隔間歇性投藥的方式。

根據我們治療經驗，這種投藥法的效果最高。

再者，關於副作用的問題容後詳細說明。

以下介紹有效的實例。

【症例1（慢性活動性肝炎＝CH2A）　二十八歲　男性】

治療法＝為時八週連日投藥α干擾素＋間歇投藥法。

這位男性在一九八九年七月，因感到全身倦怠遂至附近醫院就診。

檢查結果為GOT一〇二七、GPT二七三五，診斷為肝功能障礙。

後來便住院觀察過程，但沒有特別給予治療，只是保持安靜休養，於是氨基移轉酶已有改善。

但是不久後氨基移轉酶破一〇〇以上，於是在一九九〇年三月經人介紹到虎門醫院就診。

初診時的檢查值，GOT為一二〇、GPT為三八一，HBS抗原陰性，HBC抗原陰性，第一代HCV抗體（C100－3抗體）呈陽性。日後，將當時保存血清（以攝氏零下八十度保存）加以檢查，第二代HCV抗體也是陽性，HCV－RNA多為陽性。證明這位男性毫無疑問罹患C型肝炎。

於是安排他很快住院，於四月六日實施腹腔鏡、肝生體檢查。所得結果是中度慢性活動性肝炎（CH2A）。

然後自四月十二日開始依據GPT一〇六的階段連日投藥α干擾素六百萬個單位。結果氨基移轉酶順利降低，直到為時八週連日投藥干擾素完畢時，其GOT為十二、GPT為二十三已正常化。

自此以後，連續十六週內，以每週二次、每次投藥α干擾素六百萬個單位量的模式，使氨基移轉酶以正常值經過。

在一九九一年十月，干擾素投藥療程結束。

從此以後氨基移轉酶繼續維持正常值，HCV—RNA也保持陰性。

在一九九二年六月十四日，為確認有無肝組織病變，才做腹腔鏡、肝生體檢查，結果沒有發現慢性肝炎，只留下門脈域線維化的痕跡。

因此以這位男性預後的情況，可知C型慢性肝炎幾乎已完全根治。

干擾素療法的症例（2）

【症例2（C型慢性肝炎）　三十三歲　男性】

治療法＝為時四週內連日投藥α干擾素＋間歇性投藥法。

這位男性醫師，在一九八八年六月中旬，經歷手術中針刺事故。

從同年十月有全身倦怠感的自覺症狀，右心肋部有不快感，又發現尿液顏色濃厚。

經由採血檢測，結果ＧＯＴ為三六四、ＧＰＴ為四〇七認為有肝障礙。還有Ｂ型肝炎的可能性，只是檢查的結果是ＨＢＣ抗原陰性、ＨＢＣ抗體陰性，所以不是Ｂ型肝炎，當時本院診斷逕稱非Ａ非Ｂ型肝炎。

住院觀察過程時，氨基移轉酶也降低到五十以下。

但是，在一九八九年一月十二日，氨基移轉酶再度上升到ＧＯＴ四二九、ＧＰＴ七九〇。

因此決定從當天開始連日投藥強力新明發鍵Ｃ一〇〇毫升，結果氨基移轉酶從一月三十日改善到ＧＯＴ為三八、ＧＰＴ為一一三。

這期間，還在一月二十六日實施肝生體檢查。發現格力孫氏囊（Glisson's capsule）（門脈域）顯示小圓形細胞浸潤及膠原線維引起的不整形狀擴大跡象，表示發炎狀態強的中度慢性肝炎（ＣＨ２Ａ）病徵。

經過測定Ｃ型肝炎病毒標記，雖然第一代ＨＣＶ抗體呈現陰性，但第二代ＨＣＶ抗體呈現陽性、HCV—RAN也是陽性。所以確認病毒的存在，判定毫無疑問是C型慢性肝炎。

到了同年二月十四日，氨基移轉酶GOT八六、GPT一四六。

結果便開始連日投藥α干擾素六百萬個單位。

過了一週後，在氨基移轉酶降低為GOT二〇、GPT六〇的情形，到了二週後，改善為GOT二二、GPT三〇。

此後仍繼續投藥，直到三月四日才正常化。

因為已獲得充分改善，所以干擾素的連日投藥期間定為二十八日，此後以每週二次投藥治療。一直繼續到五月中旬為止，而氨基移轉酶保持正常化推移。

在干擾素投藥療程結束後，氨基移轉酶指數達正常化，情形持續至今。

而這段期間還在一九八九年五月十八日，為觀察過程做腹腔鏡、肝生體檢查，結果是改有慢性肝炎現象，只在門脈域留有線維化的痕跡。那是因為肝臟組織沒有發炎症狀所致。

這位男性的情況，可能是肝炎病發初期，所以C100—3抗體時常呈現陰性。但是HCV—RNA經過投藥干擾素達一月就陰性化，自此以後，雖然干擾素的投藥療程結束，也繼續維持HCV—RNA陰性化。

從這個症例的情況，也可視為病毒已被排除。

干擾素療法的症例（3）

以下介紹使用β干擾素的改善實例。

【症例3（C型慢性肝炎）　二十八歲　男性】

治療法＝四週內連日投藥β干擾素。

這位男性在一九八一年六月，曾接受自然氣胸的手術，當時在手術中有接受輸血。然而輸血二週過後，GPT上升到三百為止，但二個月後又正常化。而且輸血後沒有黃疸現象。

此後，患者本人沒有什麼明顯自覺症狀，但在一九八九年一月公司的健康檢查中，被指出肝功能障礙。

同年七月，來虎門醫院就診，並住院做精密檢查。住院時其GOT為一一六、GPT為二二九、γ—GTP為一八四。無論HBs抗原或抗體都呈陰性，但C100—3抗體呈陽性。那就是說，患者確實罹患C型肝炎。

在腹腔鏡方面觀察結果是「平滑肝」伴隨衍生細血管。再透過肝生體檢查調查組織，發現細胞崩潰壞死和細胞浸潤使門脈域擴大。所以診斷為CH2A（中度慢性活動性肝炎）。因為他的GPT不穩定，因此在同年七月二十一日，GOT為三二、GPT為七〇的階段開始投藥β干擾素六百萬個單位為時二八天。

透過β干擾素的投藥可看到氨基移轉酶的改善。從投藥開始經過二週後，GOT降至三三、GPT降至四四，到了投藥完畢時GOT為二六、GPT為三〇，氨基移轉酶獲得改善。

到十月時氨基移轉酶正常化，正常值一直持續至今。

到干擾素投藥療程結束的一年六個月後的一九九一年一月，為了觀察過程做過第二次腹腔鏡、肝生體檢查。以腹腔鏡確認「白色平滑肝」，再以檢查肝生體檢查組織，才發現慢性肝炎已治癒。

本症例，就是以β干擾素治療慢性肝炎的實例。

接著再看干擾素投藥過程中C型肝炎的病毒標記，在干擾素使用前，第一代HCV抗體（C100—3抗體）呈陽性，力價是2^5。另外HCV—RNA的力價是2^3且顯示為陽性。

到了干擾素投藥終止時，ＨＣＶ－ＲＮＡ已陰性化。此後隨著過程追蹤發現Ｃ１００－３抗體已減少，到了一九九〇年成為2^{0}。另一方面，第二代ＨＣＶ抗體卻顯示經常性陽性。自投藥終止一年六個月後到第二次住院時，雖然ＨＣＶ－ＲＮＡ呈現陰性，但Ｃ１００－３抗體依然呈陽性，第二代ＨＣＶ抗體也是陽性。

本症例是透過干擾素的投藥使ＨＣＶ－ＲＮＡ陰性化，肝生體檢查也確認治癒的症例。雖然如此，但第一代、第二代ＨＣＶ抗體仍殘留。ＨＣＶ－ＲＮＡ呈陰性意味已無病毒，但只有抗體仍然呈現陽性。儘管含意還不確實，但據推測可能是部份殘存的記憶。

左右治療效果的因素

先前已說過並不是所有的Ｃ型慢性肝炎都能以干擾素治好。實際上，干擾素在某些情況會發揮戲劇性的效果，又有時會遇到完全無效的情況。當然，治療效果不一定會分走兩個極端。出現中間的結果也不少。

那麼，到底左右干擾素治療效果的要因是什麼？

到底需有什麼要因使干擾素發揮效果，或是什麼要因會減弱干擾素效果。探究影響治療效果的要因，無論對醫師或患者都有重要的含意。

為了樹立更有效的治療方針，因此掌握干擾素治療效果因子更形重要。可以認定影響干擾素治療效果要因，是患者的年齡、性別、輸血歷的有無、肝臟組織診斷（進展度）、干擾素的種類，總投藥量、投藥方法、治療前的GOT值、有無GOR抗體、HCV亞常型（次要）的不同、以及HCV—RNA的量。

那麼，到底其中什麼要因才是具有決定性的呢？只要觀察影響度大小的排名順序，就可知道欲升高治療效果的必要措施是什麼了。

為探知這點，我們曾依以下順序項目做要因分析。

這也許有些過於專業，但下面介紹的內容並沒有使用計算數學公式，只說明前提條件與結果而已。

干擾素影響治療效果的要因，想單靠「簡單多變量解析」是無法確定的。為此只得進行「使用多重模型說明變數的多變量解析」。簡單言之，不僅是單純分析各別要因（說明變數、項目）而已，而是一面考慮全體要因之間的相互關係，另一面還要概約數據資料特徵的方法。

為了方便分析工作，如下設定說明變數。

①年齡：一群為三十四歲以下，二群為三十五歲～四十九歲、三群為五十歲以上。

②性別：一群為女性、二群為男性。

③有無輸血歷：○群為「沒有」、一群為「有」。

④肝組織診斷：一群為CPH、二群為CH2A、三群為CH2B、四群為LC。

⑤干擾素的種類：一群為α型、二群為β型。

⑥干擾素的總投藥量：一群為249×10^6IU以下，二群為250～499×10^6IU，三群為500×10^6IU以上。

⑦干擾素的投藥法：一群是為時四週連日投藥十間歇，二群是為時四週連日投藥，三群是為時六～八週連日投藥，四群是間歇性，五群是為時八週連日投藥十間歇性投藥，共分為五種。

⑧治療前的GPT值，一群在四十九以下，二群在五十～九十九，三群在一○○～一九九，四群在二○○以上。

⑨治療不久前GPT值的動向：一群為降低傾向、二群為上升傾向。

⑩GOR抗體：分為陰性群和陽性群。

⑪HCV亞常型，原型（P_t）另當別論，因為需組合K_1、K_{2a}、K_{2b}、T_r四種亞常型。

可見干擾素療法中對於C型慢性肝炎的治療，需受這些要因錯綜複雜交織成各個不同的症例。所以須解開複雜的組合，獨立要因對治療效果的比重貢獻極大。

為此，什麼才算治療成功例，必須有一判定基準。關於這點，我們設定如下標準。

「干擾素療法終止後，有六個月以上GPT值正常，而且干擾素終止投藥六個月後HCV—RNA必須呈陰性。」

那是說，必須判定為「著效」（效果顯著）的症例。

這是什麼要因對著效達成影響最大的分析工作。

那檢查結果，有如下發現。

首先，各別要因（說明變數），對著效達成的單變量貢獻度大小，是按以下順序排列。

①肝臟的組織診斷，CH2A已痊癒。

②HCV亞常型，K_2已痊癒。

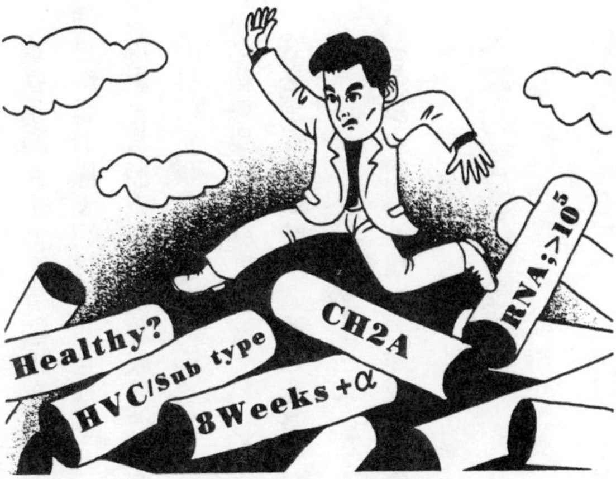

那些要因影響治療效果？

③干擾素投藥法，為時八週連日投藥＋間歇性投藥法已痊癒。

④干擾素總投藥量，愈多愈好。

⑤HCV—RNA量，愈少愈好。

⑥治療開始時的GPT，高值例已痊癒。

⑦關於干擾素投藥法，為時四週的連日投藥＋間歇性投藥法已痊癒。

這一切看出有意差距。

針對這些要因進行多變量的分析，觀察數據間相互關係，成為獨立要因影響力大小，順序如下：

①HCV亞常型。

②肝臟的組織學上變化。

③干擾素的投藥方法。

④HCV—RNA量。

也就是說在干擾素療法擁有高度左右治療效果力量的都是以上所列要因。現在應特別注意的是影響力極大的HCV亞常型。

那麼，具體上最容易達成著效的要因組合，又是什麼？

①HCV亞常型必須是K_2。

②組織學上屬輕度進展（CH2A）。

③必須採用為時八週連日投藥+間歇性投藥法。

④HCV—RNA量少至10^5（copy／毫升）未滿。

就是以上所述的組合，達成干擾素療法著效的可能性最大。

干擾素的間歇性投藥法

以上所介紹的症例，都是以干擾素的連日投藥為主題，以下則是說明「間歇性投藥法」。

一般來說，投藥干擾素的副作用，就是出現血小板或白血球的減少。這都是由於干擾素作用所引起，然而血小板減少會出現出血傾向，而白血球減少就易罹患其他感染病症。因為這些傾向都是危險徵兆，需要中止使用干擾素、或是有必要減少使用頻度。

另外，有不少病例顯示高度的慢性肝炎或肝硬化的場合血小板會減少，所以變成不適用干擾素個案也不少。

下面介紹的是，以β干擾素的間歇性投藥法改善高度C型慢性肝炎的實例。

【症例4（C型慢性肝炎）　五十五歲　男性】

治療法＝β干擾素的間歇性投藥法。

這位男性在一九七七年某醫院指出有肝障礙。

於是同年十一月，到虎門醫院就診。

我很快做了腹腔鏡、肝生體檢查，根據腹腔鏡觀察所得為「平滑肝」，判斷肝炎情況不嚴重。而肝生體檢查組織診斷為CH2A（中度慢性肝炎）。

可是氨基移轉酶指數異常，以後也一直持續不斷。

等到一九八一年的腹腔鏡、肝生體檢查時，已進展到CH2B（高度慢性肝炎）。為此改採SNMC（強力明發鍵C）連日投藥四十毫升方式開始治療，但氨基移轉酶沒有改善。

一九九〇年時，為了投藥干擾素又做腹腔鏡、肝生體檢查，結果發現「斑紋肝」，屬於CH2B，在組織學上沒有進展。

接著在同年五月二十一日，選擇GOT二三、GPT三八的階段開始每週三次投藥β干擾素六百萬個單位與SNMC一百毫升。

自投藥開始二週後，經過干擾素投藥，氨基移轉酶改善為GOT十七、GPT十二。以後，氨基移轉酶一直維持正常值到現在。

在一九九一年四月，為了觀察干擾素投藥在組織學上的變化，才實施腹腔鏡、肝生體檢查，結果發現為「平滑肝」，診斷CH2A（中度慢性肝炎），在組織學上有明顯的改善。

這位男性的病例顯示，雖然在自然過程中慢性肝炎的病況從中度惡化到高度狀態，但是後來透過β干擾素的間歇性投藥顯示有相當的改善。

據計測HCV－RNA結果，在自然過程中持續呈現陽性，直到干擾素投藥前為止都還是陽性，但是經過投藥干擾素之後很快就改為陰性化，在投藥結束後也保持陰性化的結果。

關於C100—3抗體（第一代HCV抗體）呈陽性，直到干擾素投藥前為止都是2^6，但是投藥途中已減少為2^2，等做第二次肝生體檢查時已降至2^1。

可是第二代HCV抗體依然呈現陽性。

在這個症例中，因缺少氨基移轉酶在干擾素投藥前的過程中自力正常化的期間，所以才認定獲得干擾素療法顯著效果。

干擾素與甘氨酸製劑的併用療法

干擾素療法無效

以下介紹的是採用干擾素療法結果症狀完全沒有改善的症例。

【症例5（肝硬化）　四十三歲　男性】

治療法＝β干擾素的間歇性投藥法。

這位男性雖然沒有特別異樣的自覺症狀，但在一九八〇年的健康診斷被指出有肝功能障礙，於是接受治療。

在同年四月，到虎門醫院就診。據當時檢查結果為GOT八八、GPT一四三、γ—GTP八六、HCV抗體呈陽性，也就是患者罹患C型肝炎。

在腹腔鏡檢查方面，結果肝臟表面呈凹凸狀，看得出「赤色紋理」。至於肝生體檢查延伸的組織檢查呈現細胞浸潤的強度，有門脈域互相連絡的CH2B狀態，所以診斷為高度的C型慢性肝炎。

因為氨基移轉酶指數高，所開始投藥SNMC（強力新明發鍵C）。但是因為氨基移轉酶一直沒有降低，反而使血壓上升。所以停止SNMC的投藥。然而中止之後氨基移轉酶仍持續異常，所以在一九八八年第二次住院。這階段的GOT為一三四、GPT為一四八，γ—GTP為八八。血小板減少為十一萬／每立方毫米。

從腹腔鏡的觀察中發現，肝臟表面已呈結節狀，在組織學上已進展為乙型肝硬化。那是說從高度慢性肝炎進展為肝硬化，症狀明顯惡化。

所以，從十月十五日開始採取干擾素療法，以每週二次、每次三百萬單位的間歇性投藥模式投藥β干擾素。

可是投藥干擾素之後，氨基移轉酶完全不改善。肝功能障礙依然不變。因為自投藥開始六個月後，顯示GPT依然是一四四的異常值，所以判斷干擾素無效，十個月後終止投藥。當時沒有出現使用干擾素任何特別的副作用。

如前所述，像肝硬化等伴隨血小板降低的症例情況，有時不能以慢性肝炎那樣大量投藥干擾素。但是，即使能夠投藥，也有像本症例一樣對干擾素無效，氨基移轉酶不見改善的場合多。

像本症例的情況已惡化到肝硬化，所以下面課題就是如何遏止肝硬化。

併用療法奏效

有關像本症例對干擾素完全無效的個案，有時與甘氨酸製劑（強力新明發鍵C＝SNMC）作併用療法會奏功。下面的例子，嚴格說來，不算是併用療法，應該說是「干擾素無效、但甘氨酸製劑有效」的個案。

偶而也有完全相反的個案。就是反過來「甘氨酸製劑無效、但干擾素有效」的個案亦多。

這件事實意味著，兩種藥劑並未存有互別苗頭的性質，純粹因為作用機序不同，所以也有互補使用的可能，可說是假如單獨療法無效，就有不妨一試併用療法的價值。

可是，首義上應重視單獨療法，因為我個人認為併用療法始終是退而求其次的作法。以下介紹的症例，最初是SNMC單獨療法（無效）→接著改採SNMC與干擾素的併用療法（無效）→類固醇單獨療法（無效）→SNMC單獨大量療法（有效），如此一路迂迴曲折，結果仍仰賴單獨療法改善症狀的個案。所以原則上若想藥劑併用應該要慎重。

【症例6（C型慢性肝炎） 五十四歲 男性】

治療法＝強力新明發鍵C的大量療法。

這位男性是在一九八七年十一月時檢查指出有肝功能障礙，同年十二月來虎門醫院就診，為做精密檢查而住院。

根據入院時的檢查結果，GOT六十、GPT一〇四、γ—GTP二四，HBs抗原、抗體都是陰性，當時診斷為「非A非B型肝炎」。日後，以當時保存的血清測定C100－3抗體呈現陽性。也就是當時雖然病原體不明，但如今回想，原來是受HC病毒感染結果的C型慢性肝炎。

根據腹腔鏡、肝生體檢查發現肝臟表面呈現凹凸狀，有細血管中度衍生，所以診斷在組織學上有一部分架橋狀壞死的CH2B（高度慢性肝炎）。

最初治療方式，是使用屬於甘氨酸製劑的SNMC（強力新明發鍵C）四十毫升／日開始投藥。

但是，氨基移轉酶完全不降低，從每週三次投藥時期的途中還出現過GOT、GPT再度上升破一百大關的跡象。

於是在一九八八年五月，當GOT一〇三、GPT一〇七，γ—GTP四九的階段時，以每週二次的間隔開始間歇性投藥α干擾素六百萬單位／日的併用療法。可見已在此嘗試干擾素的併用療法。

雖然投藥干擾素一共歷經十四週之久，但投藥中並沒有充分降低氨基移轉酶，因此判斷干擾素無效，決定中止投藥。

接著儘管患者的抗核抗體呈陰性、LE測驗呈陰性，但也須顧及罹患自我免疫性肝炎的可能性（因為當時根本沒有C型肝炎的診斷方法，所以要考慮其他的可能性），因而決定投藥類固醇劑，但氨基移轉酶依舊沒有改善。

結果從一九八八年十一月廿九日開始，連日大量投藥SNMC（強力新明發鍵C）一百毫升／日。

在投藥開始時GOT八一、GPT一二三，到了一週後的十二月六日就看出顯然降為GOT三三、GPT四一。

等到投藥過後的二週時，GOT為二二、GPT為二三，在本症例上氨基移轉酶初次顯示正常化。

從開始投藥SNMC一個月後，GOT二三、GPT二五也維持血清氨基移轉酶的正常值。

雖然以後也繼續投藥SNMC，但氨基移轉酶不是正常就是以輕微異常值經過。

本症例就是干擾素及類固醇劑無效，改以大量投藥強力新明發鍵C有效的實例。

再者，有人質疑針對C100—3抗體陽性肝炎（C型肝炎）及C100—3抗體陰性肝炎（非C型肝炎），到底是干擾素或者強力新明發鍵C有效？但有許多例子顯示，必須實際使用過才能知道效果。

因為強力新明發鍵C與干擾素作用機序不同，所有時兩者會扮演互補的角色，因此當使用干擾素無效的症例時應考慮改換投藥強力新明發鍵C，有時會因而導致氨基移轉酶正常化的成果。

所以不要忘了把這兩者有效的組合，才能對C型肝炎（C100—3抗體陽性肝炎）及非C型肝炎（C100—3抗體陰性肝炎）的治療打開一條光明大道。

只不過，我還是要反覆強調一點，藥劑的併用須慎重。

干擾素的副作用

如果說每種藥劑都有副作用，也一點都不為過。當然干擾素也有副作用。

微量的荷爾蒙有時效果非常大，同理胞質分裂素也有極大的效果與影響力。首先說明干擾素就是胞質分裂素的一種（所謂胞質分裂素，就是細胞產生內因性生理活性物質）。

它是從外部大量投入，在生體內不能自然產生的微量物質，可避免對生體有不良影響。干擾素也不例外。

所以干擾素療法也跟其他藥物療法一樣，需一面嚴密注意監視各個患者身上可能產生的副作用，另一方面慎重進行施藥。

那麼干擾素的情況，其具體性的副作用有那些？

自他覺症狀

在干擾素的情況中具代表性的副作用，全部的症例都看得出來會發燒。以及伴隨而來的噁心、寒顫、頭痛、肌肉痛、關節痛、全身倦怠感，食慾不振等類似惡性流行感冒般症狀。（如圖8）。

雖然這些症狀因人而異，但如果繼續實施干擾素療法，就會產生所謂「惰性化」現象，在投藥五～六次以後大多會症狀轉輕。另外透過吲哚美洒辛（Ihdomethacin）消炎鎮痛劑的併用，也有某種程度控制的可能。

雖然只有少數病例，但有時也會出現皮疹。

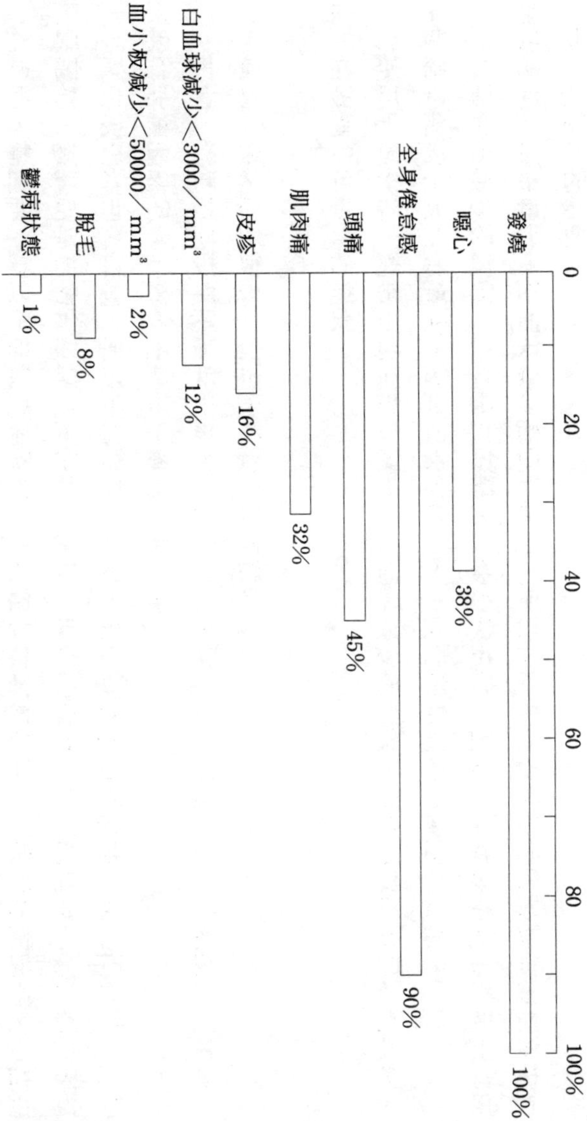
發燒 100%
噁心 38%
全身倦怠感 90%
頭痛 45%
肌肉痛 32%
皮疹 16%
白血球減少<3000／mm³ 12%
血小板減少<50000／mm³ 2%
脫毛 8%
鬱病狀態 1%
0
20
40
60
80
100%

圖8　干擾素的副作用

另外，隨著長期投藥還會出現鬱病的症狀，或是增加惡化的自我免疫疾患的情形。

最近，特別要注意以壓抑鬱病症狀為中心的精神科神經症狀。在鬱病的情況中，最初由失眠開始，接著便是加強焦躁感或不安感，所以一旦有這樣的症狀出現就要充分注意。因為一旦惡化後患者也會自殺，所以也有視症狀輕重中止干擾素療法的必要。我們應該認定，原來就有那種因素的人，根本不適用干擾素療法。

再者，有時長期投藥不斷就出現脫毛的現象。尤其是α干擾素，脫毛的情況就比較多。還有，雖然頻率很少，但也須注意間質性肺炎。

關於在檢查中可看出的症狀

使用干擾素時，經常出現血小板減少、白血球減少的現象，這在連日投藥的情況較多。在開始投藥後十天左右最強。等到改採每週二～三回間歇性投藥之後便會減輕。

這種血球減少的現象，一旦中止投藥大多會很快復原。因為血球減少在某一程度上有用量依賴性（投藥量愈多則血球減少傾向愈強），所以在干擾素投藥中必須屢次實施血液檢查，有注意動向的必要。

實際上針對實施連日投藥干擾素一個月以上的二二〇例，檢查那些症例血小板數的變化，原來在干擾素投藥前有十八點四萬±五點六萬／立方毫米的血小板數，到了四週後降至十點一萬±四點二萬／立方毫米。

此外在干擾素投藥時發現共有十四例中，血小皮數降至五萬／立方毫米以下，既容易流鼻血、牙齦也容易出血，這才減少投藥量。

其他，關於β干擾素的蛋白尿比較多，有時也會呈現糖尿病性腎炎現象。

關於干擾素中和抗體

根據衆多研究報告顯示，在干擾素療法中，會出現干擾素的中和抗體，不少情況顯示出現中和抗體會減弱治療效果。

雖然到目前為止還沒有出現投藥天然型α干擾素及β干擾素時，有中和抗體的病例報告。但據研究報告交換遺傳子組型的α干擾素百分之三十～四十的症例出現中和抗體。

第六章

肝炎患者應有的心態

有肝炎嫌疑的症狀

一般肝臟病疾患，可說是一種等到症狀出現後再治療就非常困難的病症。因此，在從前還沒有像現在有病毒檢查技術時，常把GOT、GPT所謂肝功能檢查數値異常的人當做肝臟病患者。但說來諷刺的是很多肝硬化的人，其GOT、GPT指數卻很正常。結果反而是一向自以為健康正常的人突然腹部積水、或因食道靜脈瘤破裂而吐血，才驚覺肝臟惡化的時候很多。

具體而言，肝臟病的症狀有足部疲勞、全身疲累等症狀。但是，這也是一般社會人士為工作過多，或是承受精神面沈重負擔的場合也會發生的症狀，並不算是肝臟疾病特有的徵兆。為此，如果說除了急性肝炎引起的肝炎症狀外，慢性肝炎的肝炎症狀幾乎沒有也不為過。

至於可以儘早找出肝臟病的症狀，雖然實際上要在進展的狀態時才會出現，但總有些蛛絲馬跡的日常症狀可尋，包括：腿肚抽筋、手心通紅、出現痛癢感、尿液顏色加濃等。只是，並非有了這些症狀，就是罹患肝臟疾病。而是看到有這些症狀出現，就該懷疑肝臟是否不良，有必要跑一趟醫院檢查一下了。

直到最近才發現肝硬化、肝癌等，其實不是飲酒引起的，而是感染病毒所致。在人體綜合精密檢查中，有一部分就是實施肝炎病毒的檢查。如前所述，現在肝炎有A型到E型共有五種存在。在日本常見的是A型、B型、C型這三種。

遇到急性肝炎的情況，會產生黃疸、全身倦怠感、或像A型肝炎那種引起全身發燒的現象，也有許多人是因全身倦怠感才去看醫生。由於慢性肝炎的情況症狀不明顯，需做血液檢查才會知道是否感染病毒。

像這種初期症狀不明，就更難知道是否有肝臟病了。正因如此，需定期性以人體綜合精密檢查做肝臟檢查。尤其是有家族性肝臟病的人，最好做一年一度檢查有無病毒感染為要。

此外，因為肝臟疾病算是較為特殊的病，所以最好診斷出肝臟不良的階段，接受專業醫師的介紹或治療。

事關治療大事，時至今日慢性肝炎已非絕症，尤其是C型肝炎是既可根治、也可遏止惡化，所以早期發現才重要。一旦發現肝疾患的情況，立刻接受專門醫師的指導，及適切的治療為要。

在肝臟病的情況來說，因為症狀少，所以應找能充說明如何治療的醫師診治，至於治療的時期和觀察過程期間，一概聽從專業醫師為你設法安排。

如何避免惡化

接著提到肝炎惡化成肝硬化、肝癌的情形。通常慢性肝炎是經由輸血感染，在二十年後成為肝硬化的時候非常多。如果再加上酒精的影響，這二十年的時間就會減短許多。但也不是慢性肝炎的人一律會進展到肝硬化，所以有關是否有肝硬化嫌疑，應充分接受醫生指導。

一般人容易誤以肝臟致癌容易出現明顯症狀，實際上也有癌細胞長成七或八公分時，仍沒有任何症狀的情況非常多。為此，肝臟方面的癌症寧可接受超音波檢查，CT檢查，或是在肝硬化的情況每月要看一次門診並採血樣，接受肝癌的血液檢查。

最後要談的是肝癌的預防。因為肝炎幾乎都是感染病毒而引起的，所以從前被預防接種，或是醫生在外看診被感染的可能性很大，但到了現在，可認定類似輸血或針治療的感染幾乎消失，所以在預防上，必須經常重視血液處理，如果自己是肝炎病毒帶原者，在處理血液時更要慎重。

但是，平常接觸是完全不會傳染的，所以跟愛滋病一樣，在日常生活上完全不受影響，無論是三餐飲食或是與人接觸，一點都不必介意。

最後要提的是酒精致癌的情況絕少，所以同樣有肝障礙，只要沒有病毒，那麼喝酒就不必像從前有強硬限制的必要。但是，萬一是有感染病毒的人，就要有戒酒的心理準備了。

肝癌的預防與治療

高危險群與早期發現

一旦有肝癌（肝細胞癌），就不同於其他種類的癌症，其高危險群非常清楚。在日本大約有百分之九十的肝癌患者跟病毒性肝疾患有關係。具體的說，包括C型慢性肝炎、B型慢性肝炎、以及沒有惡化的肝硬化患者，統統都是肝癌黑名單上的候補者，也是高危險群。

前面已敘述過，病毒性肝炎轉為肝硬化年年增加、肝癌也增加。

所以凡是有病毒性慢性肝炎的人，以及目前正罹患慢性肝炎的人，當然要看成肝癌的高危險群，接受不可或缺的定期檢診。

尤其是肝硬化的人，應該認定是距肝癌距離最短，要在醫師的協助之下多方注意不可掉以輕心。

通常在肝癌的檢查中，首先是以血液檢查的AFP（α—fetoprotein甲胎蛋白）成為有力的指標。本來，這種物質造自胎兒的肝臟的蛋白，在健康成人的血液是沒有的。但目前已知原發性肝細胞癌，它的癌細胞會製造AFP，因此成為辨識肝癌的指標。

AFP的正常值在不到一〇（nano十億分之一公克／毫升）。提到一〇nano可說是少至一億分之一公克的微量。可是罹患肝癌的人，會多達正常值的五十～一〇〇倍以上的數量。所以做為探知肝癌發生線索，可能就是最接近的指標。這就是它常被利用為早期發現肝癌的理由。

只是，因為AFP遇到肝炎惡化期或肝硬化也會增加數量，所以最好不要單憑AFP數據失常就立刻斷定是肝癌。這只是提供臨床醫師診斷肝癌情況一項參考補助性的數據資料而已。

目前診斷肝癌，以超音波檢查或CT掃瞄等畫面診斷為主力。希望屬於高危險群的人須定期接受這種診斷，要有早期發現、早期治療的心理。

肝癌的治療——TAE療法

一旦不幸罹患肝癌，只要仍是早期階段開刀就可充分治好。

作者經常強調這點，是因為肝臟有旺盛的再生力，即使是切除百分七十的部分，半年後會百分之百再生，但是，這是對於健康的人而言，患了有慢性肝炎或肝硬化，因為隨著病情惡化程度使肝臟的再生功能也會降低。遇到肝癌的狀況，能切除的範圍就更有限了。

在肝癌的治療方法方面，基本上以手術為主，原因是手術治療的治癒率高、危險性又低。但是，若遇到肝功能障礙惡化到中等以上程度，或是患者已是八十歲以上的高齡者，外科手術就難以施展了。

除了外科手術之外，能期待成為肝癌的治療法有效的是乙醇注入法及肝動脈塞栓術（TAE）。

所謂的乙醇注入法，是把擁有使癌細胞壞死作用的乙醇（百分之百的酒精）注入致癌部分的方法。

具體的說，一方面做超音波檢查看準畫面，另一方面從身體表面狙擊用針刺入肝臟致癌部分，注入乙醇，乙醇一旦接觸癌細胞就會壞死。

只是這種方法必須在腫瘍大小不到三公分才適用。另外，遇到數量過多也不適用。

至於肝動脈塞栓術，簡單地說，就是在肝動脈加栓的方法。遇到不能實施外科手術或實施乙醇注入法的症例，這方法還可能對付癌細胞，可說是適應範圍廣泛的治療法。

尤其是肝硬化的病例，當肝功能過於惡化而不能動手術時，或腫瘍數目過多的場合，TAE治療法都可適用。

在日本最初將TAE治療應用於治療肝癌的人是山田龍作等人，根據一九八三年山田報告TAE治療結果，患者的生存率，是緊接在肝切除外科手術之後，顯示出良好成績。附帶說明針對當時二四四例的生存率，分別是一年的生存率為百分之四五，二年的生存率為百分之二七，三年的生存率為百分之十二。

而虎門醫院也實施TAE治療獲得良好的生存率。像我們把每隔三～四個月經常實施TAE治療的九十八例中累積生存率如下：一年生存率百分之七十一點六，二年生存率百分之四十四點一，三年的生存率百分之三十點五。

至於具體的TAE方式，就是把明膠海棉等細片（塞栓物質）送入肝動脈裡，阻止肝動脈的血流，那種塞栓物質含有造影劑與抗癌劑。

流入肝臟的血管，分別有門脈與肝動脈二種，但是癌細胞主要是靠肝動脈進入的氧氣增殖。所以只要以塞栓物質阻斷肝動脈流程，癌細胞缺氧便會呈現窒息狀態。再加上受到塞栓物質所含的抗癌劑攻擊，結果，癌細胞就此壞死。

而正常的肝細胞，縱使得不到來自肝動脈的氧氣供給，仍能得到從門脈送入的氧氣，所以影響不大。

遇到實施TAE治療時，要從大腿腿根的大腿動脈放進一條細管，一直推進到肝臟為止，然後在肝動脈放進塞栓物質，以便停止肝動脈血流。

這種方法也適用於肝硬化併發肝癌的患者，在日本類似這種肝硬化轉為肝癌的患者很多，為適切的治療法。今後，更應採用TAE做為肝癌的治療法，如此一來當可促使研究更上一層樓。

只是，目前TAE仍有幾個界限。

第一，血管造影拍攝不出直徑二分以下的小腫瘍，這種小腫瘍仍屬早期的癌細胞，它也能接受門脈血液所供應的氧氣及營養，逃過肝動脈塞栓的影響。

第二，TAE不適應於接近肝不全的絕症肝硬化，或門脈完全閉塞的癌症完全惡化。

第三，即使是屬於適應症例，但如果腫瘍已廣佈肝臟全體，或有境界不明的浸潤性發育的肝癌等，會出現明顯無治療效果的症例。

第四，大約有一半的病例顯示在TAE治療開始初期可充分看到癌細胞壞死情況。但到治療途中某一階段，TAE治療會忽然失效。我們稱之為「變分岐點」（Tnrning Point），如果這種現象不解決，要想提高肝癌的治癒率（生存率）也很困難。

雖然目前有以上的界限及問題點，不過對於日本肝癌患者而言TAE治療仍成為重要的救命依據，今後毫無疑問將對於改善生存率有所貢獻。

所以各位罹患C型或B型慢性肝炎的患者們，雖然現在不幸得了肝臟的疾病，但只要留意惡化時的治療與健康管理就毋須擔心，萬一病情惡化為肝硬化或肝癌，也要明瞭我們的醫學日日努力改善治療方法，要充滿希望生存下去，不要氣餒。

大展出版社有限公司	圖書目錄
地址：台北市北投區11204 致遠一路二段12巷1號 郵撥：0166955～1	電話：(02) 8236031 8236033 傳眞：(02) 8272069

・法律專欄連載・電腦編號 58

台大法學院 法律學系／策劃
法律服務社／編著

①別讓您的權利睡著了[1]	200元
②別讓您的權利睡著了[2]	200元

・秘傳占卜系列・電腦編號 14

①手相術	淺野八郎著	150元
②人相術	淺野八郎著	150元
③西洋占星術	淺野八郎著	150元
④中國神奇占卜	淺野八郎著	150元
⑤夢判斷	淺野八郎著	150元
⑥前世、來世占卜	淺野八郎著	150元
⑦法國式血型學	淺野八郎著	150元
⑧靈感、符咒學	淺野八郎著	150元
⑨紙牌占卜學	淺野八郎著	150元
⑩ＥＳＰ超能力占卜	淺野八郎著	150元
⑪猶太數的秘術	淺野八郎著	150元
⑫新心理測驗	淺野八郎著	160元

・趣味心理講座・電腦編號 15

①性格測驗１	探索男與女	淺野八郎著	140元
②性格測驗２	透視人心奧秘	淺野八郎著	140元
③性格測驗３	發現陌生的自己	淺野八郎著	140元
④性格測驗４	發現你的真面目	淺野八郎著	140元
⑤性格測驗５	讓你們吃驚	淺野八郎著	140元
⑥性格測驗６	洞穿心理盲點	淺野八郎著	140元
⑦性格測驗７	探索對方心理	淺野八郎著	140元
⑧性格測驗８	由吃認識自己	淺野八郎著	140元
⑨性格測驗９	戀愛知多少	淺野八郎著	160元

⑩性格測驗10　由裝扮瞭解人心　淺野八郎著　140元
⑪性格測驗11　敲開內心玄機　淺野八郎著　140元
⑫性格測驗12　透視你的未來　淺野八郎著　140元
⑬血型與你的一生　淺野八郎著　160元
⑭趣味推理遊戲　淺野八郎著　160元
⑮行爲語言解析　淺野八郎著　160元

・婦幼天地・電腦編號16

①八萬人減肥成果　黃靜香譯　180元
②三分鐘減肥體操　楊鴻儒譯　150元
③窈窕淑女美髮秘訣　柯素娥譯　130元
④使妳更迷人　成　玉譯　130元
⑤女性的更年期　官舒姸編譯　160元
⑥胎內育兒法　李玉瓊編譯　150元
⑦早產兒袋鼠式護理　唐岱蘭譯　200元
⑧初次懷孕與生產　婦幼天地編譯組　180元
⑨初次育兒12個月　婦幼天地編譯組　180元
⑩斷乳食與幼兒食　婦幼天地編譯組　180元
⑪培養幼兒能力與性向　婦幼天地編譯組　180元
⑫培養幼兒創造力的玩具與遊戲　婦幼天地編譯組　180元
⑬幼兒的症狀與疾病　婦幼天地編譯組　180元
⑭腿部苗條健美法　婦幼天地編譯組　180元
⑮女性腰痛別忽視　婦幼天地編譯組　150元
⑯舒展身心體操術　李玉瓊編譯　130元
⑰三分鐘臉部體操　趙薇妮著　160元
⑱生動的笑容表情術　趙薇妮著　160元
⑲心曠神怡減肥法　川津祐介著　130元
⑳內衣使妳更美麗　陳玄茹譯　130元
㉑瑜伽美姿美容　黃靜香編著　150元
㉒高雅女性裝扮學　陳珮玲譯　180元
㉓蠶糞肌膚美顏法　坂梨秀子著　160元
㉔認識妳的身體　李玉瓊譯　160元
㉕產後恢復苗條體態　居理安・芙萊喬著　200元
㉖正確護髮美容法　山崎伊久江著　180元
㉗安琪拉美姿養生學　安琪拉蘭斯博瑞著　180元
㉘女體性醫學剖析　增田豐著　220元
㉙懷孕與生產剖析　岡部綾子著　180元
㉚斷奶後的健康育兒　東城百合子著　220元
㉛引出孩子幹勁的責罵藝術　多湖輝著　170元
㉜培養孩子獨立的藝術　多湖輝著　170元

㉝子宮肌瘤與卵巢囊腫	陳秀琳編著	180元
㉞下半身減肥法	納他夏・史達賓著	180元
㉟女性自然美容法	吳雅菁編著	180元
㊱再也不發胖	池園悅太郎著	170元
㊲生男生女控制術	中垣勝裕著	220元
㊳使妳的肌膚更亮麗	楊　皓編著	170元

・青　春　天　地・電腦編號 17

①A血型與星座	柯素娥編譯	120元
②B血型與星座	柯素娥編譯	120元
③O血型與星座	柯素娥編譯	120元
④AB血型與星座	柯素娥編譯	120元
⑤青春期性教室	呂貴嵐編譯	130元
⑥事半功倍讀書法	王毅希編譯	150元
⑦難解數學破題	宋釗宜編譯	130元
⑧速算解題技巧	宋釗宜編譯	130元
⑨小論文寫作秘訣	林顯茂編譯	120元
⑪中學生野外遊戲	熊谷康編著	120元
⑫恐怖極短篇	柯素娥編譯	130元
⑬恐怖夜話	小毛驢編譯	130元
⑭恐怖幽默短篇	小毛驢編譯	120元
⑮黑色幽默短篇	小毛驢編譯	120元
⑯靈異怪談	小毛驢編譯	130元
⑰錯覺遊戲	小毛驢編譯	130元
⑱整人遊戲	小毛驢編著	150元
⑲有趣的超常識	柯素娥編譯	130元
⑳哦！原來如此	林慶旺編譯	130元
㉑趣味競賽100種	劉名揚編譯	120元
㉒數學謎題入門	宋釗宜編譯	150元
㉓數學謎題解析	宋釗宜編譯	150元
㉔透視男女心理	林慶旺編譯	120元
㉕少女情懷的自白	李桂蘭編譯	120元
㉖由兄弟姊妹看命運	李玉瓊編譯	130元
㉗趣味的科學魔術	林慶旺編譯	150元
㉘趣味的心理實驗室	李燕玲編譯	150元
㉙愛與性心理測驗	小毛驢編譯	130元
㉚刑案推理解謎	小毛驢編譯	130元
㉛偵探常識推理	小毛驢編譯	130元
㉜偵探常識解謎	小毛驢編譯	130元
㉝偵探推理遊戲	小毛驢編譯	130元

㉞趣味的超魔術	廖玉山編著	150元
㉟趣味的珍奇發明	柯素娥編著	150元
㊱登山用具與技巧	陳瑞菊編著	150元

・健康天地・電腦編號18

①壓力的預防與治療	柯素娥編譯	130元
②超科學氣的魔力	柯素娥編譯	130元
③尿療法治病的神奇	中尾良一著	130元
④鐵證如山的尿療法奇蹟	廖玉山譯	120元
⑤一日斷食健康法	葉慈容編譯	150元
⑥胃部強健法	陳炳崑譯	120元
⑦癌症早期檢查法	廖松濤譯	160元
⑧老人痴呆症防止法	柯素娥編譯	130元
⑨松葉汁健康飲料	陳麗芬編譯	130元
⑩揉肚臍健康法	永井秋夫著	150元
⑪過勞死、猝死的預防	卓秀貞編譯	130元
⑫高血壓治療與飲食	藤山順豐著	150元
⑬老人看護指南	柯素娥編譯	150元
⑭美容外科淺談	楊啟宏著	150元
⑮美容外科新境界	楊啟宏著	150元
⑯鹽是天然的醫生	西英司郎著	140元
⑰年輕十歲不是夢	梁瑞麟譯	200元
⑱茶料理治百病	桑野和民著	180元
⑲綠茶治病寶典	桑野和民著	150元
⑳杜仲茶養顏減肥法	西田博著	150元
㉑蜂膠驚人療效	瀨長良三郎著	150元
㉒蜂膠治百病	瀨長良三郎著	180元
㉓醫藥與生活	鄭炳全著	180元
㉔鈣長生寶典	落合敏著	180元
㉕大蒜長生寶典	木下繁太郎著	160元
㉖居家自我健康檢查	石川恭三著	160元
㉗永恒的健康人生	李秀鈴譯	200元
㉘大豆卵磷脂長生寶典	劉雪卿譯	150元
㉙芳香療法	梁艾琳譯	160元
㉚醋長生寶典	柯素娥譯	180元
㉛從星座透視健康	席拉・吉蒂斯著	180元
㉜愉悅自在保健學	野本二士夫著	160元
㉝裸睡健康法	丸山淳士等著	160元
㉞糖尿病預防與治療	藤田順豐著	180元
㉟維他命長生寶典	菅原明子著	180元

㊱維他命C新效果	鐘文訓編	150元
㊲手、腳病理按摩	堤芳朗著	160元
㊳AIDS瞭解與預防	彼得塔歇爾著	180元
㊴甲殼質殼聚糖健康法	沈永嘉譯	160元
㊵神經痛預防與治療	木下眞男著	160元
㊶室內身體鍛鍊法	陳炳崑編著	160元
㊷吃出健康藥膳	劉大器編著	180元
㊸自我指壓術	蘇燕謀編著	160元
㊹紅蘿蔔汁斷食療法	李玉瓊編著	150元
㊺洗心術健康秘法	竺翠萍編譯	170元
㊻枇杷葉健康療法	柯素娥編譯	180元
㊼抗衰血癒	楊啟宏著	180元
㊽與癌搏鬥記	逸見政孝著	180元
㊾冬蟲夏草長生寶典	高橋義博著	170元
㊿痔瘡・大腸疾病先端療法	宮島伸宜著	180元
51膠布治癒頑固慢性病	加瀨建造著	180元
52芝麻神奇健康法	小林貞作著	170元
53香煙能防止癡呆？	高田明和著	180元
54穀菜食治癌療法	佐藤成志著	180元
55貼藥健康法	松原英多著	180元
56克服癌症調和道呼吸法	帶津良一著	180元
57Ｂ型肝炎預防與治療	野村喜重郎著	180元
58青春永駐養生導引術	早島正雄著	180元
59改變呼吸法創造健康	原久子著	180元
60荷爾蒙平衡養生秘訣	出村博著	180元
61水美肌健康法	井戶勝富著	170元
62認識食物掌握健康	廖梅珠編著	170元
63痛風劇痛消除法	鈴木吉彥著	180元
64酸莖菌驚人療效	上田明彥著	180元
65大豆卵磷脂治現代病	神津健一著	200元
66時辰療法——危險時刻凌晨4時	呂建強等著	元
67自然治癒力提升法	帶津良一著	元
68巧妙的氣保健法	藤平墨子著	元

・實用女性學講座・電腦編號 19

①解讀女性內心世界	島田一男著	150元
②塑造成熟的女性	島田一男著	150元
③女性整體裝扮學	黃靜香編著	180元
④女性應對禮儀	黃靜香編著	180元

•校 園 系 列• 電腦編號20

①讀書集中術	多湖輝著	150元
②應考的訣竅	多湖輝著	150元
③輕鬆讀書贏得聯考	多湖輝著	150元
④讀書記憶秘訣	多湖輝著	150元
⑤視力恢復！超速讀術	江錦雲譯	180元
⑥讀書36計	黃柏松編著	180元
⑦驚人的速讀術	鐘文訓編著	170元
⑧學生課業輔導良方	多湖輝著	170元

•實用心理學講座• 電腦編號21

①拆穿欺騙伎倆	多湖輝著	140元
②創造好構想	多湖輝著	140元
③面對面心理術	多湖輝著	160元
④偽裝心理術	多湖輝著	140元
⑤透視人性弱點	多湖輝著	140元
⑥自我表現術	多湖輝著	150元
⑦不可思議的人性心理	多湖輝著	150元
⑧催眠術入門	多湖輝著	150元
⑨責罵部屬的藝術	多湖輝著	150元
⑩精神力	多湖輝著	150元
⑪厚黑說服術	多湖輝著	150元
⑫集中力	多湖輝著	150元
⑬構想力	多湖輝著	150元
⑭深層心理術	多湖輝著	160元
⑮深層語言術	多湖輝著	160元
⑯深層說服術	多湖輝著	180元
⑰掌握潛在心理	多湖輝著	160元
⑱洞悉心理陷阱	多湖輝著	180元
⑲解讀金錢心理	多湖輝著	180元
⑳拆穿語言圈套	多湖輝著	180元
㉑語言的心理戰	多湖輝著	180元

•超現實心理講座• 電腦編號22

①超意識覺醒法	詹蔚芬編譯	130元
②護摩秘法與人生	劉名揚編譯	130元
③秘法！超級仙術入門	陸　明譯	150元

④給地球人的訊息	柯素娥編著	150元
⑤密教的神通力	劉名揚編著	130元
⑥神秘奇妙的世界	平川陽一著	180元
⑦地球文明的超革命	吳秋嬌譯	200元
⑧力量石的秘密	吳秋嬌譯	180元
⑨超能力的靈異世界	馬小莉譯	200元
⑩逃離地球毀滅的命運	吳秋嬌譯	200元
⑪宇宙與地球終結之謎	南山宏著	200元
⑫驚世奇功揭秘	傅起鳳著	200元
⑬啟發身心潛力心象訓練法	栗田昌裕著	180元
⑭仙道術遁甲法	高藤聰一郎著	220元
⑮神通力的秘密	中岡俊哉著	180元
⑯仙人成仙術	高藤聰一郎著	200元
⑰仙道符咒氣功法	高藤聰一郎著	220元
⑱仙道風水術尋龍法	高藤聰一郎著	200元
⑲仙道奇蹟超幻像	高藤聰一郎著	200元
⑳仙道鍊金術房中法	高藤聰一郎著	200元

・養 生 保 健・電腦編號 23

①醫療養生氣功	黃孝寬著	250元
②中國氣功圖譜	余功保著	230元
③少林醫療氣功精粹	井玉蘭著	250元
④龍形實用氣功	吳大才等著	220元
⑤魚戲增視強身氣功	宮　嬰著	220元
⑥嚴新氣功	前新培金著	250元
⑦道家玄牝氣功	張　章著	200元
⑧仙家秘傳袪病功	李遠國著	160元
⑨少林十大健身功	秦慶豐著	180元
⑩中國自控氣功	張明武著	250元
⑪醫療防癌氣功	黃孝寬著	250元
⑫醫療強身氣功	黃孝寬著	250元
⑬醫療點穴氣功	黃孝寬著	250元
⑭中國八卦如意功	趙維漢著	180元
⑮正宗馬禮堂養氣功	馬禮堂著	420元
⑯秘傳道家筋經內丹功	王慶餘著	280元
⑰三元開慧功	辛桂林著	250元
⑱防癌治癌新氣功	郭　林著	180元
⑲禪定與佛家氣功修煉	劉天君著	200元
⑳顛倒之術	梅自強著	360元
㉑簡明氣功辭典	吳家駿編	元

㉒八卦三合功	張全亮著	230元

・社會人智囊・電腦編號 24

①糾紛談判術	清水增三著	160元
②創造關鍵術	淺野八郎著	150元
③觀人術	淺野八郎著	180元
④應急詭辯術	廖英迪編著	160元
⑤天才家學習術	木原武一著	160元
⑥猫型狗式鑑人術	淺野八郎著	180元
⑦逆轉運掌握術	淺野八郎著	180元
⑧人際圓融術	澀谷昌三著	160元
⑨解讀人心術	淺野八郎著	180元
⑩與上司水乳交融術	秋元隆司著	180元
⑪男女心態定律	小田晉著	180元
⑫幽默說話術	林振輝編著	200元
⑬人能信賴幾分	淺野八郎著	180元
⑭我一定能成功	李玉瓊譯	180元
⑮獻給青年的嘉言	陳蒼杰譯	180元
⑯知人、知面、知其心	林振輝編著	180元
⑰塑造堅強的個性	坂上肇著	180元
⑱爲自己而活	佐藤綾子著	180元
⑲未來十年與愉快生活有約	船井幸雄著	180元

・精 選 系 列・電腦編號 25

①毛澤東與鄧小平	渡邊利夫等著	280元
②中國大崩裂	江戶介雄著	180元
③台灣・亞洲奇蹟	上村幸治著	220元
④7-ELEVEN高盈收策略	國友隆一著	180元
⑤台灣獨立	森　詠著	200元
⑥迷失中國的末路	江戶雄介著	220元
⑦2000年5月全世界毀滅	紫藤甲子男著	180元
⑧失去鄧小平的中國	小島朋之著	220元

・運 動 遊 戲・電腦編號 26

①雙人運動	李玉瓊譯	160元
②愉快的跳繩運動	廖玉山譯	180元
③運動會項目精選	王佑京譯	150元
④肋木運動	廖玉山譯	150元

⑤測力運動 王佑宗譯 150元

・休閒娛樂・電腦編號 27

①海水魚飼養法 田中智浩著 300元
②金魚飼養法 曾雪玫譯 250元

・銀髮族智慧學・電腦編號 28

①銀髮六十樂逍遙 多湖輝著 170元
②人生六十反年輕 多湖輝著 170元
③六十歲的決斷 多湖輝著 170元

・飲食保健・電腦編號 29

①自己製作健康茶 大海淳著 220元
②好吃、具藥效茶料理 德永睦子著 220元
③改善慢性病健康茶 吳秋嬌譯 200元

・家庭醫學保健・電腦編號 30

①女性醫學大全 雨森良彥著 380元
②初爲人父育兒寶典 小瀧周曹著 220元
③性活力強健法 相建華著 200元
④30歲以上的懷孕與生產 李芳黛編著 元

・心靈雅集・電腦編號 00

①禪言佛語看人生 松濤弘道著 180元
②禪密教的奧秘 葉逯謙譯 120元
③觀音大法力 田口日勝著 120元
④觀音法力的大功德 田口日勝著 120元
⑤達摩禪106智慧 劉華亭編譯 220元
⑥有趣的佛教研究 葉逯謙編譯 170元
⑦夢的開運法 蕭京凌譯 130元
⑧禪學智慧 柯素娥編譯 130元
⑨女性佛教入門 許俐萍譯 110元
⑩佛像小百科 心靈雅集編譯組 130元
⑪佛教小百科趣談 心靈雅集編譯組 120元
⑫佛教小百科漫談 心靈雅集編譯組 150元
⑬佛教知識小百科 心靈雅集編譯組 150元

⑭佛學名言智慧	松濤弘道著	220元
⑮釋迦名言智慧	松濤弘道著	220元
⑯活人禪	平田精耕著	120元
⑰坐禪入門	柯素娥編譯	150元
⑱現代禪悟	柯素娥編譯	130元
⑲道元禪師語錄	心靈雅集編譯組	130元
⑳佛學經典指南	心靈雅集編譯組	130元
㉑何謂「生」 阿含經	心靈雅集編譯組	150元
㉒一切皆空 般若心經	心靈雅集編譯組	150元
㉓超越迷惘 法句經	心靈雅集編譯組	130元
㉔開拓宇宙觀 華嚴經	心靈雅集編譯組	130元
㉕真實之道 法華經	心靈雅集編譯組	130元
㉖自由自在 涅槃經	心靈雅集編譯組	130元
㉗沈默的教示 維摩經	心靈雅集編譯組	150元
㉘開通心眼 佛語佛戒	心靈雅集編譯組	130元
㉙揭秘寶庫 密教經典	心靈雅集編譯組	130元
㉚坐禪與養生	廖松濤譯	110元
㉛釋尊十戒	柯素娥編譯	120元
㉜佛法與神通	劉欣如編著	120元
㉝悟（正法眼藏的世界）	柯素娥編譯	120元
㉞只管打坐	劉欣如編著	120元
㉟喬答摩・佛陀傳	劉欣如編著	120元
㊱唐玄奘留學記	劉欣如編著	120元
㊲佛教的人生觀	劉欣如編譯	110元
㊳無門關（上卷）	心靈雅集編譯組	150元
㊴無門關（下卷）	心靈雅集編譯組	150元
㊵業的思想	劉欣如編著	130元
㊶佛法難學嗎	劉欣如著	140元
㊷佛法實用嗎	劉欣如著	140元
㊸佛法殊勝嗎	劉欣如著	140元
㊹因果報應法則	李常傳編	140元
㊺佛教醫學的奧秘	劉欣如編著	150元
㊻紅塵絕唱	海 若著	130元
㊼佛教生活風情	洪丕謨、姜玉珍著	220元
㊽行住坐臥有佛法	劉欣如著	160元
㊾起心動念是佛法	劉欣如著	160元
㊿四字禪語	曹洞宗青年會	200元
51妙法蓮華經	劉欣如編著	160元
52根本佛教與大乘佛教	葉作森編	180元
53大乘佛經	定方晟著	180元
54須彌山與極樂世界	定方晟著	180元

㊺阿闍世的悟道	定方晟著	180元
㊻金剛經的生活智慧	劉欣如著	180元

·經營管理·電腦編號01

◎創新經營六十六大計（精）	蔡弘文編	780元
①如何獲取生意情報	蘇燕謀譯	110元
②經濟常識問答	蘇燕謀譯	130元
④台灣商戰風雲錄	陳中雄著	120元
⑤推銷大王秘錄	原一平著	180元
⑥新創意·賺大錢	王家成譯	90元
⑦工廠管理新手法	琪　輝著	120元
⑨經營參謀	柯順隆譯	120元
⑩美國實業24小時	柯順隆譯	80元
⑪撼動人心的推銷法	原一平著	150元
⑫高竿經營法	蔡弘文編	120元
⑬如何掌握顧客	柯順隆譯	150元
⑭一等一賺錢策略	蔡弘文編	120元
⑯成功經營妙方	鐘文訓著	120元
⑰一流的管理	蔡弘文編	150元
⑱外國人看中韓經濟	劉華亭譯	150元
⑳突破商場人際學	林振輝編著	90元
㉑無中生有術	琪輝編著	140元
㉒如何使女人打開錢包	林振輝編著	100元
㉓操縱上司術	邑井操著	90元
㉔小公司經營策略	王嘉誠著	160元
㉕成功的會議技巧	鐘文訓編譯	100元
㉖新時代老闆學	黃柏松編著	100元
㉗如何創造商場智囊團	林振輝編譯	150元
㉘十分鐘推銷術	林振輝編譯	180元
㉙五分鐘育才	黃柏松編譯	100元
㉚成功商場戰術	陸明編譯	100元
㉛商場談話技巧	劉華亭編譯	120元
㉜企業帝王學	鐘文訓譯	90元
㉝自我經濟學	廖松濤編譯	100元
㉞一流的經營	陶田生編著	120元
㉟女性職員管理術	王昭國編譯	120元
㊱ＩＢＭ的人事管理	鐘文訓編譯	150元
㊲現代電腦常識	王昭國編譯	150元
㊳電腦管理的危機	鐘文訓編譯	120元
㊴如何發揮廣告效果	王昭國編譯	150元

國家圖書館出版品預行編目資料

治癒C型肝炎／熊田博光著；沈永嘉譯
——初版——臺北市；大展，民86
面；　公分——（健康天地；69）
譯自：C型肝炎を治す
ISBN 957-557-688-8（平裝）

1. 肝——疾病

415.53　　86001338

治癒C型肝炎

ISBN 957-557-688-8

原著者／熊田博光
編譯者／沈永嘉
發行人／蔡森明
出版者／大展出版社有限公司
社　址／台北市北投區（石牌）致遠一路二段12巷1號
電　話／(02) 8236031・8236033
傳　眞／(02) 8272069
郵政劃撥／0166955－1
登記證／局版臺業字第2171號
承印者／高星企業有限公司
裝　訂／日新裝訂所
排版者／千兵企業有限公司
電　話／(02) 8812643
初　版／1997年（民86年）3月

T.K.コ

定　價／180元

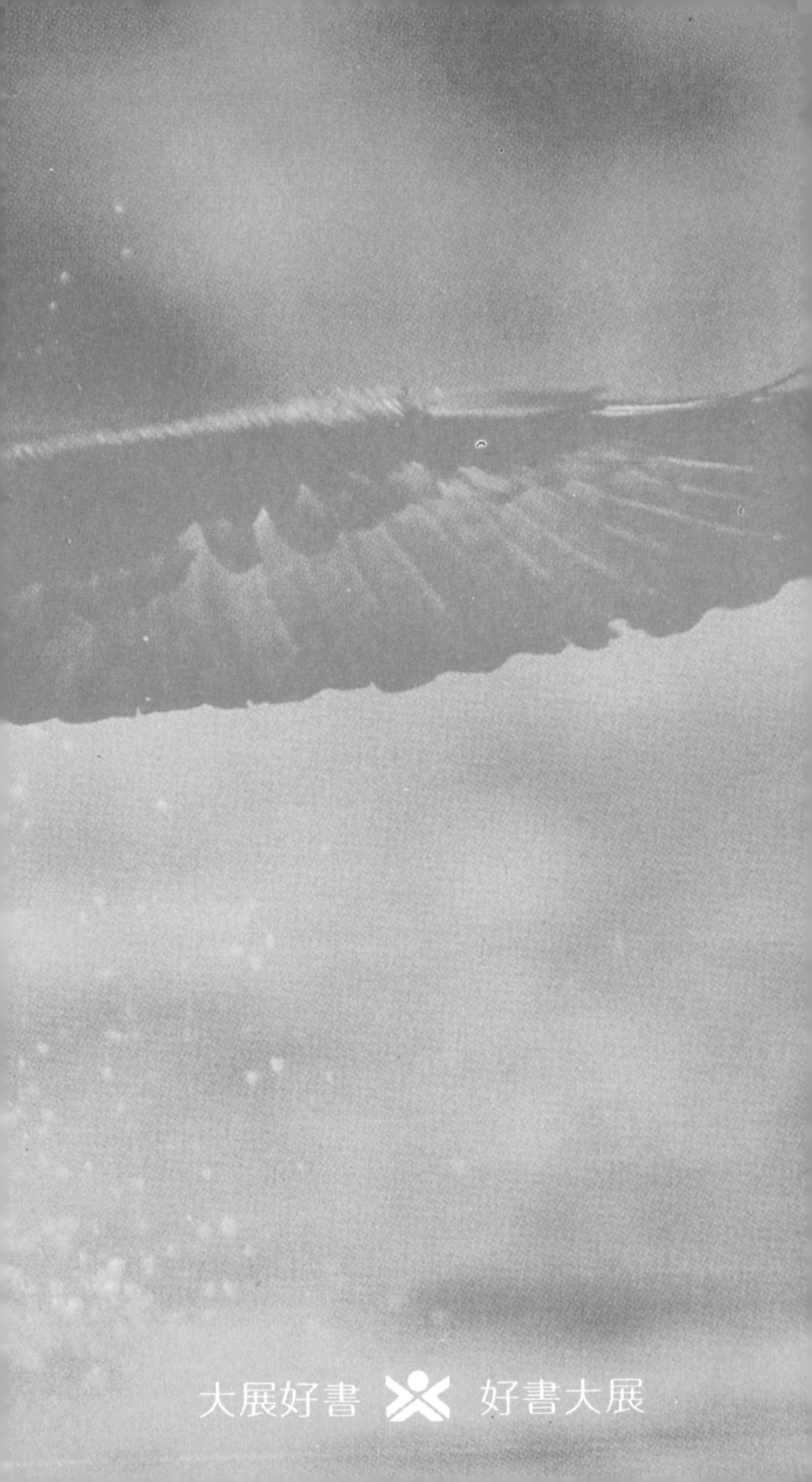
大展好書 好書大展

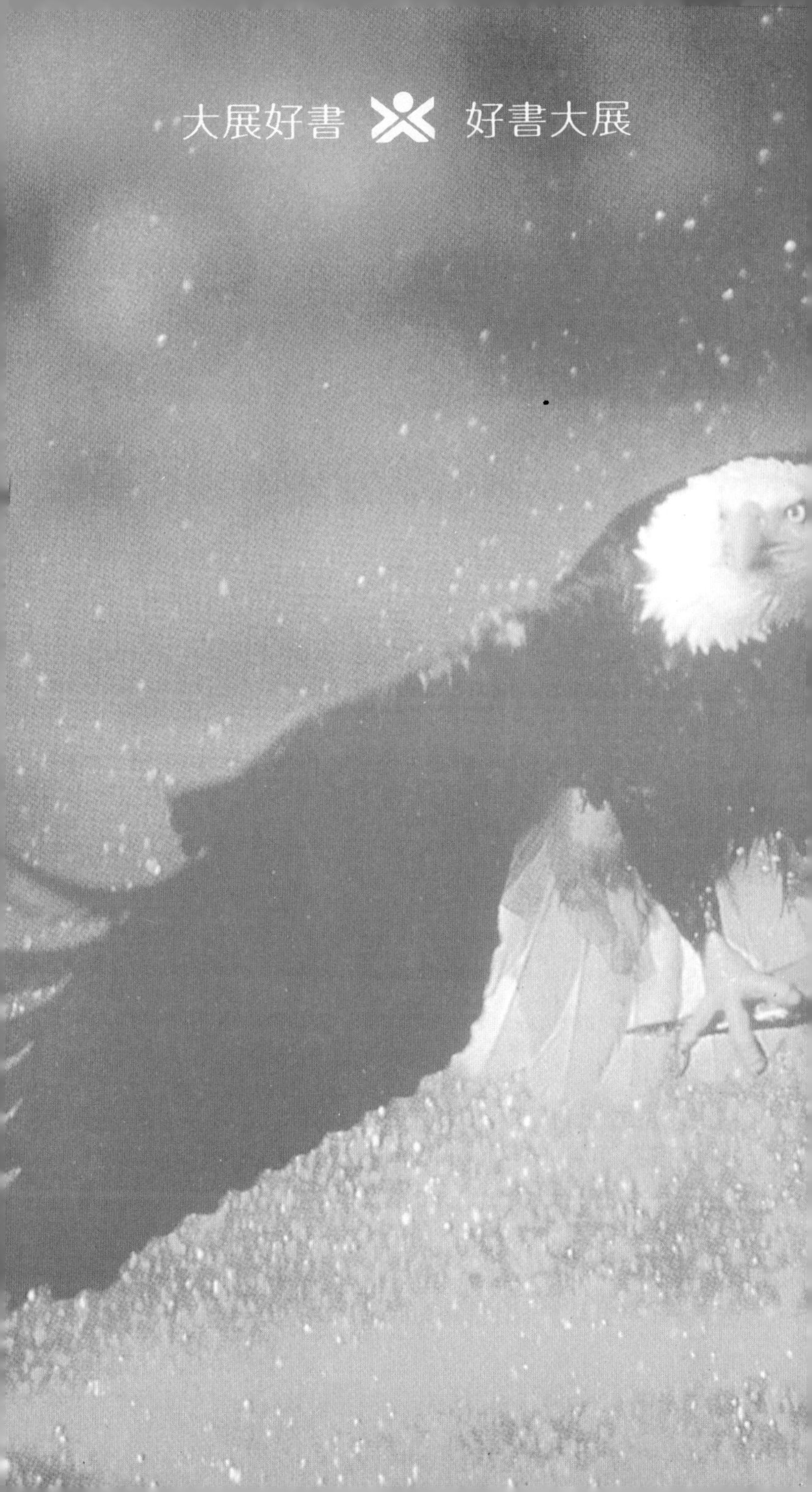
大展好書 好書大展